Luis Emilio Abad

Terapia com células estaminais: Efeito regenerativo intravítreo

Luis Emilio Abad

Terapia com células estaminais: Efeito regenerativo intravítreo

ScienciaScripts

Imprint

Cover image: www.ingimage.com

This book is a translation from the original published under ISBN 978-620-2-30668-3.

Publisher:
Sciencia Scripts
is a trademark of
Dodo Books Indian Ocean Ltd. and OmniScriptum S.R.L publishing group

120 High Road, East Finchley, London, N2 9ED, United Kingdom
Str. Armeneasca 28/1, office 1, Chisinau MD-2012, Republic of Moldova, Europe
Printed at: see last page
ISBN: 978-620-8-25700-2

AUTOR

Professor Distinto de Oftalmologia

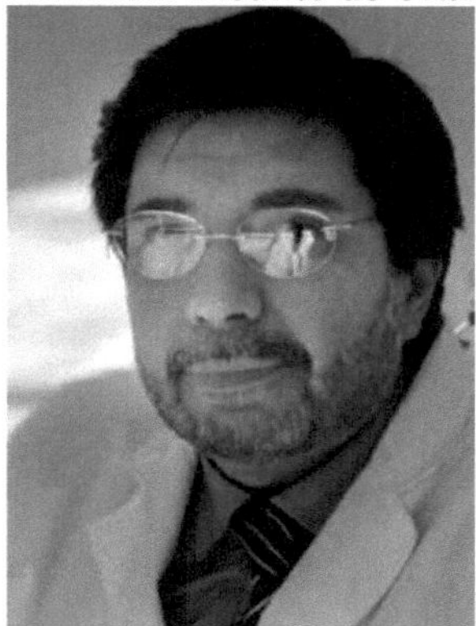

Prof. Dr. (h.c.) Luis Emilio Abad
MD, MBA, PhD. (multi), Dr. H.C, FNYAM, DSc. (multi), FBQS (hon), FICP, D.Lrtt,, FBU.

- Diretor da Oftalmo Abad, Clínica Oftalmológica, Cirurgião Consultor de Vitreorretina.
- Representante académico na Argentina e no mundo, Universidade da Califórnia FCE, Califórnia, EUA
- Presidente do Grupo Internacional de Investigação, Abad Eye Research, Universidade de Ballsbridge,
- Professor Distinto e Presidente de Oftalmologia na Universidade de Ballsbridge, Roseau, Dominica e República do Gana,
- Membro honorário do Conselho Mundial do Conselho de Normas de Qualidade, Irlanda, Reino Unido,
- Doutoramento em Filosofia (PhD.) como investigador, International

Instituto Filosófico, Índia
- Doutor em Letras (D. Litt) em Investigação Médica, Universidade Maha Sastra, Instituto Sastra Angkor, Reino do Camboja
- Doutor em Ciências (DSc) em Oftalmologia *"ad eundem"* (ensino e prática em Oftalmologia), Universidade de Ballsbridge, Roseau, Comunidade da Domínica
- Membro Honorário do Institute the Chartered Professionals (investigador em ótica), Irlanda, Reino Unido
- Professor Universitário Distinto, Universidade de Ballsbridge, Roseau, Dominica
- Membro Honorário e Membro Global do Conselho, Conselho de Normas de Qualidade, Irlanda, Reino Unido
- Prémio de Doutoramento em Ciências, (Dsc) Research Training & Treatment Institute, Jodhpur, Índia
- Medalha de Ouro de Excelência "International Health Professional of the Year -2012" (investigação científica), Centro Biográfico Internacional, Cambridge, Inglaterra
- Prémio Internacional, Marquis Who's Who in America (publicações científicas), Nova Iorque, EUA

- Distinção Honorífica "Magna Cum Laude", (tese de doutoramento), Universidade Internacional de Bircham, Espanha
- Doutor Honoris Causa (Dr.h.c.) contribuição para o conhecimento e para a investigação científica em Oftalmologia, Universidade Internacional Bircham, Madrid, Espanha
- Publicou mais de oitenta artigos em revistas científicas
- Autor de sete livros de Oftalmologia.

Interesses de investigação:
Biotecnologia ocular e nanomedicina ocular Células estaminais.

DEDICAÇÃO

À minha família:

À minha esposa Silvana, por estar em todos os momentos importantes da minha vida e me dar uma ajuda incondicional, e aos meus filhos Danilo e Marcos, que iluminam o meu caminho para continuar neste trabalho.

E o meu amigo Jonathan Van-Thienen

Índice

Capítulo 1

INTRODUÇÃO

A utilização terapêutica de células estaminais tem sido um avanço nos últimos anos.
As células estaminais da medula óssea são utilizadas há dez anos no tratamento de doenças do sangue como a leucemia.
A investigação sobre a utilização deste tipo de células no tratamento de doenças degenerativas aumentou drasticamente durante a última década do século passado, graças aos avanços das investigações genéticas.
Os resultados desta investigação foram ocasionalmente bem sucedidos, principalmente no tratamento de doenças cardíacas.
Estes estudos provaram a eficácia das células estaminais, embora os nossos conhecimentos sobre a sua utilização sejam ainda limitados. Há ainda várias questões por responder antes de podermos fazer uma utilização mais eficaz das mesmas. Esta situação é frustrante, pois os investigadores criaram um computador mas ignoraram os programas que o poderiam fazer funcionar corretamente.
O principal interesse das células estaminais em oftalmologia é o tratamento de doenças degenerativas da retina, como a Retinite Pigmentosa, a Degenerescência Macular Relacionada com a Idade ou a Degenerescência Miópica e, de um modo geral, em todas as doenças cicatriciais da retina.
As células estaminais são retiradas da medula óssea de adultos e injectadas por via intravítrea, melhorando o desempenho das células da retina, como os fotorreceptores.
Até agora, observámos que o maior efeito ocorre nas células comprometidas que ainda são viáveis; nestes casos, ainda é possível restaurar a sua função.
A medula óssea do adulto contém células capazes de se diferenciar em células de linhagem hematopoiética (HL) e não hematopoiética (NHL).[9-11] Foi recentemente demonstrado que as células NHL incluem uma população de células precursoras endoteliais (EPC) que são capazes de formar vasos sanguíneos.

Foi demonstrado que existe uma relação estreita entre as células estaminais do LNH e os astrócitos da retina durante a angiogénese normal e durante a degeneração vascular patológica.
Neste estudo, avaliámos o efeito das células estaminais no processo de cicatrização após lesão coriorretiniana induzida por fotocoagulação a laser.

As células estaminais têm sido estudadas em vários domínios da medicina e as suas aplicações não estão muito longe da prática clínica. O comprometimento da retina por morte neuronal tem sido considerado incurável devido à limitada capacidade de regeneração do sistema nervoso central. A capacidade das células estaminais para regenerar tecidos, bem como a sua plasticidade, torna-as uma fonte potencial para a reparação da retina. As células estaminais são uma grande promessa para a terapia de doenças hereditárias da retina e de doenças neurodegenerativas da retina, como a retinite pigmentosa e as distrofias da retina associadas, que podem resultar em cegueira. Devido à sua acessibilidade, expansibilidade e multipotencialidade, espera-se que as células estaminais mesenquimais sejam úteis para aplicações clínicas, especialmente em medicina regenerativa e engenharia de tecidos. As células estaminais mesenquimais são células estaminais clonogénicas, não hematopoiéticas, presentes na medula óssea. Se lhes for proporcionado um microambiente adequado, podem diferenciar-se em cardiomiócitos ou mesmo em células de derivação não mesodérmica, incluindo hepatócitos e neurónios. Até agora, os resultados de alguns estudos são consistentes com a convicção de que as terapias baseadas em células que utilizam células estaminais mesenquimatosas podem ser eficazes na reparação de tecidos danificados da retina.

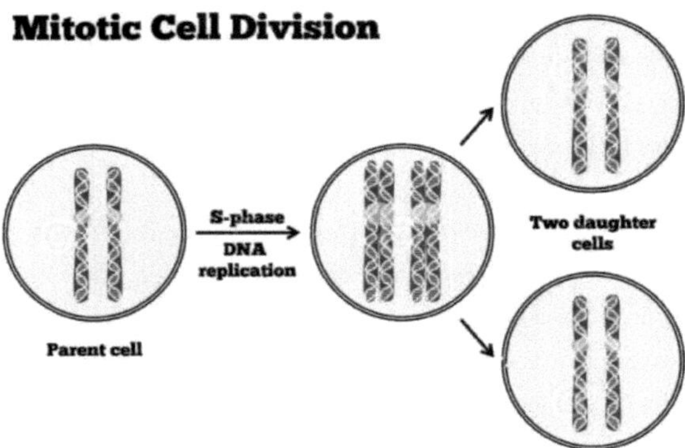

Figura 1.

As células estaminais têm sido amplamente estudadas nos últimos anos em praticamente todas as áreas da Medicina, especialmente na Cardiologia. Os princípios fundamentais das células estaminais são dois: a auto-renovação e a multipotencialidade para produzir todos os tipos de células do tecido a que pertencem. O corpo humano contém vários tipos de células progenitoras que são capazes de se dividir muitas vezes, dando origem a células filhas com potenciais de desenvolvimento mais restritos. Eventualmente, estas células diferenciam-se e apresentam caraterísticas fenotípicas específicas que contribuem para a sua função altamente especializada. Exemplos de tais células estaminais incluem o zigoto totipotente, bem como células estaminais embrionárias, células estaminais hematopoiéticas e células estaminais mesenquimais. Foram isolados dois tipos de células estaminais pluripotentes de mamíferos - as células estaminais embrionárias (ES) derivadas de embriões pré-implantatórios e as células germinativas embrionárias (EG) derivadas de células germinativas primordiais do embrião pós-implantatório. As células estaminais embrionárias expressam o fator de transcrição Oct-4, que as mantém num estado indiferenciado, com proliferação contínua. No entanto, quando estas células são removidas da sua origem, começam a diferenciar-se noutros tecidos, mesmo sem estímulo.

Como resultado da perda do fator Oct-4, in vivo, estas células podem diferenciar-se de forma adequada ou inadequada, formando tumores após o transplante. Assim, quando se trata de transplantes, isto torna-se uma questão de segurança muito séria e a capacidade destas células para formar tumores em animais histocompatíveis reforça a ideia de que pode ser melhor utilizar células diferenciadas, em vez de células estaminais embrionárias para transplante. As células germinativas embrionárias expressam SSEA-1, um antigénio embrionário de superfície celular, cujas funções têm sido associadas à adesão, migração e diferenciação celular e que é frequentemente expresso de forma diferenciada durante o desenvolvimento. Derivam das células germinativas primordiais, que ocorrem numa parte específica do embrião/feto chamada crista gonadal, e que normalmente se desenvolvem em gâmetas maduros (óvulos e espermatozóides). Tanto as ES como as EG são capazes de se diferenciar em derivados de todas as três camadas germinativas primárias - endoderme, mesoderme e ectoderme - quando as condições de cultura são ajustadas. As células estaminais hematopoiéticas são responsáveis pela renovação constante do sangue. Estas células expressam CD34AL e são classicamente isoladas da medula óssea ou do sangue, mas também podem ser encontradas no cordão umbilical, no sistema hematopoiético fetal. São capazes de se auto-renovar e de se diferenciar em células do sangue e do sistema imunitário, mas a sua capacidade de expansão e diferenciação in vitro é reduzida. As células estaminais mesenquimais são células estromais não hematopoiéticas que apresentam capacidade de diferenciação em várias linhagens, sendo capazes de dar origem a diversos tecidos. Encontram-se numa variedade de tecidos durante o desenvolvimento, principalmente na medula óssea dos adultos. Estas células podem ser aspiradas diretamente da crista ilíaca dos dadores. São também facilmente isoladas, expandidas em cultura e estimuladas a diferenciarem-se em osteoblastos, condrócitos, células musculares esqueléticas, endotélio, células musculares cardíacas, hepatócitos, adipócitos e células do tipo não mesodérmico, como os neurónios, tanto in vitro como in vivo. A capacidade das células estaminais para migrarem para locais de tecido danificado e estimularem a reparação através da diferenciação em células específicas do tecido já foi demonstrada in vivo. De facto, diferentes sinais como traumatismo, fratura, inflamação e necrose, in vivo, podem levar as MSC a mobilizarem-se e a diferenciarem-se em células de linhagens de tecido conjuntivo, bem como noutras linhagens de tecido. As células estaminais mesenquimais humanas (hMSC) são uma população de células em que um fenótipo foi determinado pela análise de moléculas de superfície por citometria de fluxo, como CD29, CD44, SH2, SH3, CD71, CD90, CD106, CD120a e CD124(29-32). A capacidade de isolar, expandir e direcionar as hMSC in vitro em linhagens distintas permite estudar os eventos associados à deficiência e diferenciação destas células. Finalmente, a medula óssea é a fonte de células estaminais mais comummente utilizada. Devido às suas caraterísticas autólogas, relativa facilidade de isolamento e menor controvérsia ética quando comparada com as células estaminais embrionárias, as células estaminais embrionárias ou da medula óssea tornam-se a melhor escolha no tratamento de doenças utilizando a terapia baseada em células.

Capítulo 2

O que é uma célula estaminal?

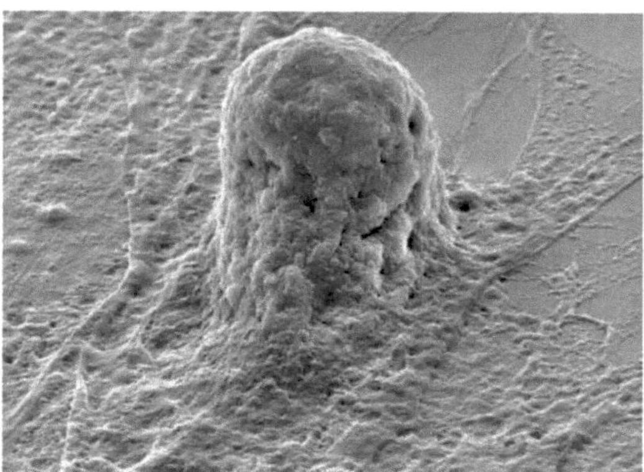

Figura 2. É uma célula indiferenciada, que pode se transformar em vários outros tipos. Seria como um curinga que substitui outras cartas numa seqüência do baralho.

Apenas um tipo de célula estaminal, a estaminal embrionária, é um complexo completo, capaz de se transformar em qualquer célula do corpo. Esta célula é retirada de um embrião num prazo máximo de 6 dias, após a fecundação, e colocada num ambiente onde se pode multiplicar. Os cientistas escolhem, nesta colónia, aquelas que são realmente células estaminais (muitas mudam durante o processo de multiplicação), estas células serão depois utilizadas no tratamento.

O problema é que a investigação com células estaminais embrionárias humanas gerou grande controvérsia em todo o mundo e não apenas por razões de crença religiosa.

Existe também uma grande preocupação ética com a utilização incorrecta destas células. Por isso, a maior parte da investigação é feita com células estaminais embrionárias retiradas de animais de laboratório.

Existe um outro tipo de células estaminais, denominadas adultas, nome incorreto porque se encontram tanto em adultos como em jovens, crianças e bebés.

Esta célula é a mais utilizada atualmente pelos investigadores. É retirada do doente que vai ser tratado e é injectada perto da zona afetada. A investigação diz-nos que não há dúvida de que dá resultados positivos, mas ainda há muito a descobrir.

Uma questão que nos intriga e que pode ser a chave para permitir a utilização de células estaminais, é a forma como o corpo as utiliza para recuperar áreas danificadas. Uma pessoa com queimaduras graves, por exemplo, tem milhões de células estaminais, que vão para a área afetada.

As perguntas são:

Como é que eles sabem para onde ir? O que é que os atrai?

A descoberta do que as atrai seria um salto imenso no caminho para a sua utilização efectiva. O problema atual é que quando injectamos células estaminais num doente, muito poucas vão para o local afetado.

Por exemplo, uma pesquisa brasileira mostrou que 7% das células injetadas em um paciente com infarto do miocárdio vão para o coração, o restante é disperso por vários órgãos do corpo. Quando se descobrir como atrair ou direcionar as células-tronco para uma determinada direção ou região, certamente os efeitos serão muito mais bem sucedidos.

Na nossa área, a oftalmologia, o principal interesse da utilização destas células é o tratamento de doenças degenerativas da retina como a

Retinose Pigmentar, Degenerescência Macular Relacionada com a Idade ou Associada à Degenerescência Miópica e, em geral, todos os processos cicatriciais da retina.

Estas células adultas indiferenciadas são retiradas da medula óssea e injectadas intravítreas, induzindo um resgate da função das células da retina, entre elas, os fotorreceptores responsáveis pela produção da visão.

Até agora o que temos observado nestes estudos para a aplicação de células estaminais na retina, é que o maior efeito ocorre quando as células que estão a sofrer, sem produzir visão, mas que ainda não morreram, conseguem recuperar a funcionalidade e voltar a produzir imagens visuais.

A medula óssea adulta contém células capazes de se diferenciar em células hematopoiéticas (LH) e não hepatopoiéticas (NHL). As células estaminais NHL mostraram recentemente que possuem uma população de células precursoras endoteliais (CPE) capazes de formar vasos sanguíneos.

Foi demonstrado que existe uma relação íntima entre a retina das células estaminais do LNH e os astrócitos, durante a angiogénese normal e a degeneração vascular patológica.

Dr. James Edgar Till, Ph.D. - O pai das células estaminais

Till, doutorado em Biomedicina pela Universidade de Yale, descobriu em 1963 que as células transplantadas da medula óssea para o baço de ratos se auto-replicavam. Com esta investigação, o cientista canadiano James Edgar Till ganhou o apelido de "Pai das células estaminais".

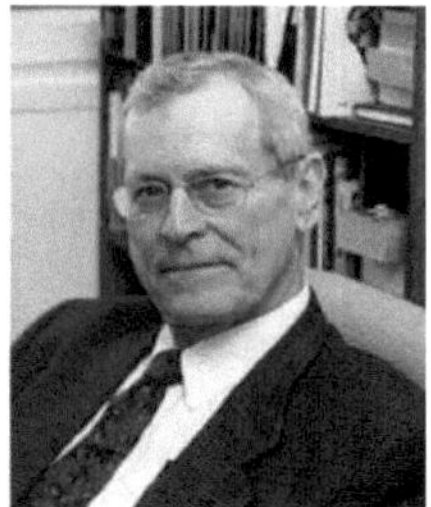

Figura 3.

Till propôs pela primeira vez que as células estaminais, ou células estaminais, eram células primárias encontradas em todos os organismos multicelulares que têm a capacidade de se renovar através da divisão celular mitótica e podem diferenciar-se numa vasta gama de tipos de células especializadas.

Dividiu as células estaminais em categorias e potenciais:

CATEGORIAS

As três categorias de células estaminais são:

- Células estaminais embrionárias - derivadas de blastocitos

- Células estaminais adultas - encontram-se em tecidos adultos

- Células estaminais da medula espinal -

No embrião em desenvolvimento, as células estaminais podem diferenciar-se em tipos de tecidos especializados. Nos organismos adultos, as células estaminais e as células progenitoras actuam como um sistema de reparação do organismo, repovoando-o com células especializadas. Como as células estaminais podem crescer rapidamente e transformar-se em células especializadas com caraterísticas compatíveis com as células de vários tecidos, como os músculos ou os nervos, têm grande resposta nas terapias médicas.

Em particular, as linhas de células estaminais embrionárias, as células estaminais embrionárias provenientes de clonagem terapêutica e as células estaminais adultas do cordão umbilical ou da medula óssea são candidatos promissores.

POTENCIAIS

O potencial das células estaminais especifica a sua capacidade de diferenciação (de se transformarem em diferentes tipos de células).

- Células estaminais totipotentes - produzidas a partir da fusão de um óvulo e de um espermatozoide. São o produto das primeiras divisões do óvulo fertilizado. Estas células podem ser diferenciadas em células embrionárias e extra-embrionárias.

- **As células estaminais pluripotentes** - descendentes das células totipotentes, podem ser diferenciadas em células derivadas de três camadas de germes.

- **Células estaminais multipotentes** - estas estruturas só podem produzir células de uma família restrita de células (por exemplo, as células estaminais hematopoiéticas diferenciam-se em glóbulos vermelhos, glóbulos brancos, plaquetas, etc.).

- **Células estaminais unipotentes** - as células podem produzir apenas um tipo de célula, além de terem propriedades de auto-renovação.

CÉLULA ESTAMINAL EMBRIONÁRIA

(São células indiferenciadas que têm a capacidade de formar quaisquer células adultas). Como as células estaminais indiferenciadas podem proliferar indefinidamente em meios de cultura, podem potencialmente fornecer uma fonte ilimitada de células adultas específicas e clinicamente importantes, tais como células ósseas, musculares, hepáticas ou sanguíneas)

As células estaminais embrionárias (ES) são culturas de células derivadas do tecido epiblástico da massa interna de uma célula blastocisto. Um blastocisto é um embrião na sua fase inicial - aproximadamente 4 a 5 dias após a fertilização, contendo 50 a 150 células.

As ES são pluripotentes e podem desenvolver-se em mais de 200 tipos de células do corpo adulto, quando recebem o estímulo necessário. Não contribuem para as membranas extra-embrionárias ou para a placenta. Quando não recebem estímulos para a diferenciação, continuam a dividir-se em cultura e cada célula produzida permanecerá pluripotente. Já se passaram 20 anos de investigação e não existe nenhum tratamento aprovado ou testes em humanos para

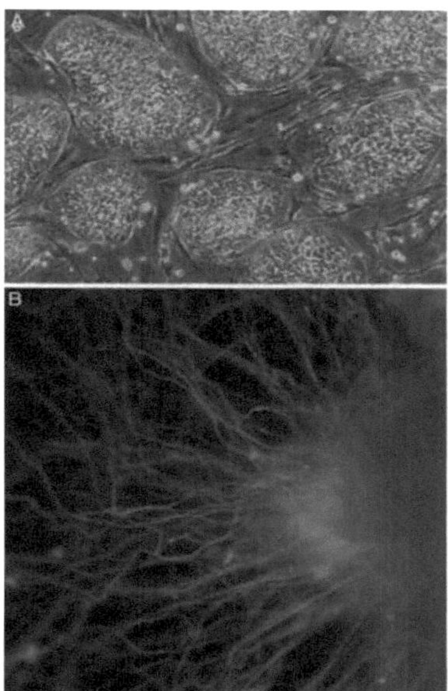

Figura 4. Células estaminais embrionárias: são obtidas a partir do blastocisto.

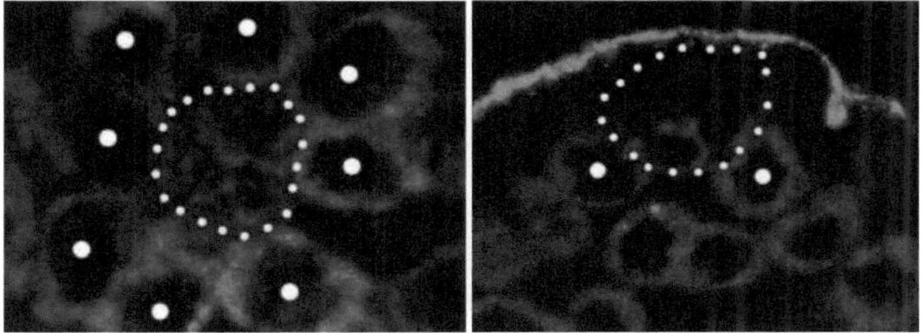

Figura 5. Células estaminais germinativas: derivadas dos contornos gonadais do embrião.

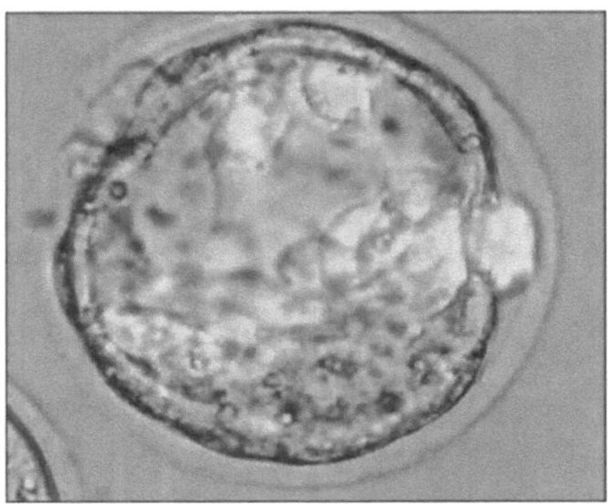

Figura 6. Células estaminais fetais: aparecem nos tecidos e órgãos fetais, como o sangue, o fígado e o pulmão.

CÉLULAS ESTAMINAIS ADULTAS

As células estaminais adultas são células indiferenciadas encontradas no corpo que se dividem para repovoar células moribundas e regenerar tecidos danificados. Também conhecidas como somáticas, podem ser obtidas em crianças e adultos. Uma grande vantagem da investigação com células estaminais adultas é a capacidade que estas têm de se dividir ou auto-renovar indefinidamente, para além do seu potencial de diferenciação.

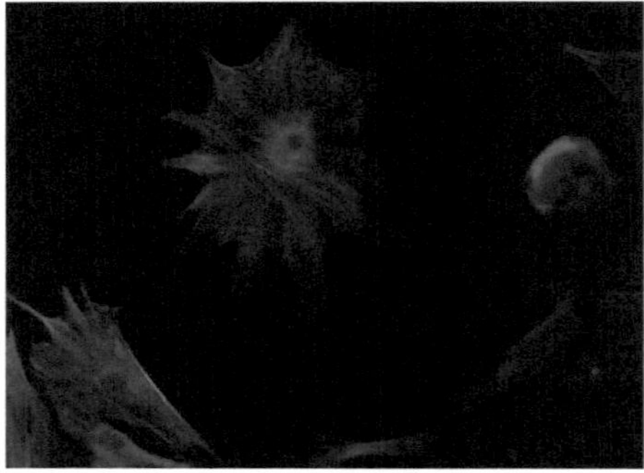

Figura 7. Células estaminais adultas: células estaminais adultas indiferenciadas que se encontram nos tecidos e órgãos adultos.

Enquanto o potencial das células estaminais embrionárias continua a ser teórico, os tratamentos com células estaminais adultas já são utilizados com sucesso para tratar muitas doenças. A utilização de células estaminais em investigações e terapias não é controversa como a das células estaminais embrionárias, uma vez que a produção destas estruturas adultas não exige a destruição do embrião. Registaram-se avanços importantes no tratamento da doença de Parkinson, da diabetes juvenil e das lesões da espinal medula.

Como já foi referido, as células estaminais, ou células estaminais, são um tipo especial de células indiferenciadas que têm a capacidade de se dividir indefinidamente sem perder as suas propriedades e, eventualmente, produzir células especializadas.

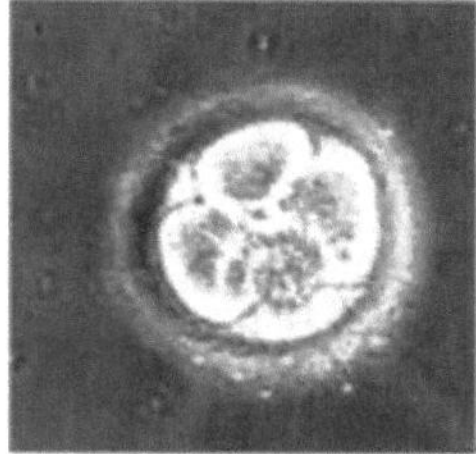

Figura 8. A maioria das células de um indivíduo adulto (homem e mamíferos superiores), normalmente não se multiplica, exceto para a manutenção de alguns tecidos, como o sangue e a pele. As células musculares e adiposas, em condições normais, não se dividem. Se engordarmos, não é que tenhamos mais células, de facto temos o mesmo número de células, mas estas aumentaram de tamanho.

Se um lagarto perde a cauda, esta volta a crescer. Nos mamíferos, isso não acontece. Se um indivíduo perde um membro, não o volta a desenvolver. A sua capacidade de regeneração limita-se à cicatrização. No entanto, em praticamente todos os tecidos existem células que, embora normalmente não se dividam, em determinadas condições podem proliferar e regenerar esse tecido. Artificialmente, verificou-se que estas células têm a capacidade de se reproduzir e gerar diferentes tecidos, sendo denominadas células estaminais.

Desenvolvimento embrionário

O zigoto formado após a fecundação de um óvulo por um espermatozoide é uma célula capaz de gerar um novo indivíduo completo. É, portanto, uma célula totipotente: capaz de produzir um exemplar completo com todos os seus tecidos.

Entre o primeiro e o quarto dia do desenvolvimento embrionário, a célula original divide-se em várias outras células. Cada uma destas células, se separada das restantes, é capaz de produzir um indivíduo completo. São também células totipotentes.

Clonagem

Recentemente, o governo britânico autorizou a investigação com embriões humanos para obter células estaminais. Normalmente, é utilizado um processo semelhante ao utilizado na clonagem de animais:

- É retirado um óvulo do qual é extraído o material nuclear. O núcleo de uma célula adulta é extraído do indivíduo a clonar.

- O núcleo extraído é transferido da célula adulta para o óvulo

A partir daqui temos um zigoto artificial que pode, após o seu desenvolvimento embrionário, crescer e tornar-se um indivíduo clonal, geneticamente idêntico ao indivíduo de onde foi extraída a célula adulta.

Se, nas primeiras fases do desenvolvimento do embrião, extrairmos as células da massa celular interna do blastocisto e conseguirmos especializá-las, poderemos obter qualquer tecido para transplantes.

Células estaminais:

Têm a capacidade de se multiplicar indefinidamente e de gerar células especializadas.

Células pluripotentes:

Capazes de produzir a maior parte dos tecidos de um organismo. Embora possam produzir qualquer tipo de célula do corpo, não podem gerar um embrião.

Células totipotentes:

São capazes de se transformar em qualquer um dos tecidos de um organismo. Qualquer célula totipotente colocada no útero de uma mulher tem a capacidade de dar origem a um feto e a um novo indivíduo.

Células multipotentes:

Encontram-se em indivíduos adultos. Podem gerar células especializadas especializadas, mas foi demonstrado que podem produzir um tipo diferente de tecido.

Células estaminais adultas

Num indivíduo adulto existem tecidos em que algumas das suas células se dividem ativamente, mas não noutros. Entre os que se dividem estão a medula óssea e a pele, onde se encontram as células estaminais da medula óssea e da pele. Estas células reproduzem-se e geram células especializadas do sangue e da pele, respetivamente. Noutros tecidos, também foram encontradas células estaminais especializadas, capazes de reproduzir e gerar tecidos especializados e apenas esses tecidos. Estas células estaminais especializadas são muito raras e difíceis de isolar.

Inicialmente, pensava-se que as células estaminais especializadas só podiam gerar células especializadas do mesmo tipo. No entanto, observou-se que estas células podem gerar células com uma especialização diferente da original. Assim, células estaminais neuronais da medula espinal produziram diferentes tipos de células sanguíneas. Estudos em ratos obtiveram células hepáticas a partir de células estaminais da medula espinal. Todos os dias surgem novos exemplos de células estaminais especializadas que produzem células especializadas diferentes das esperadas. Isto mostra que as células estaminais presentes no indivíduo adulto são muito mais flexíveis do que se pensava.

Daqui derivam grandes expectativas de terapias inovadoras. Parece que as células estaminais adultas têm um grande potencial e talvez mais facilidades do que as células estaminais embrionárias, uma vez que podem partir de células do próprio indivíduo e, portanto, com a mesma carga genética. Isto também resolve os graves problemas éticos da manipulação e destruição de embriões.

Investigar com células estaminais adultas

Por outro lado, as células estaminais do indivíduo adulto podem ser obtidas e também especializadas para obter outros tecidos ou reconstruir os órgãos necessários. Uma boa fonte de células estaminais próprias pode ser o cordão umbilical obtido no momento do parto, conservado e congelado.

As células estaminais são recolhidas de um indivíduo adulto. Outra possibilidade é manter o cordão umbilical do bebé congelado à nascença, que pode servir como uma fonte muito válida de células estaminais.

As células estaminais são cultivadas no meio adequado até se obter o tecido necessário.

O tecido cultivado ou as células necessárias para regenerar o órgão doente são transplantados para o indivíduo doente.

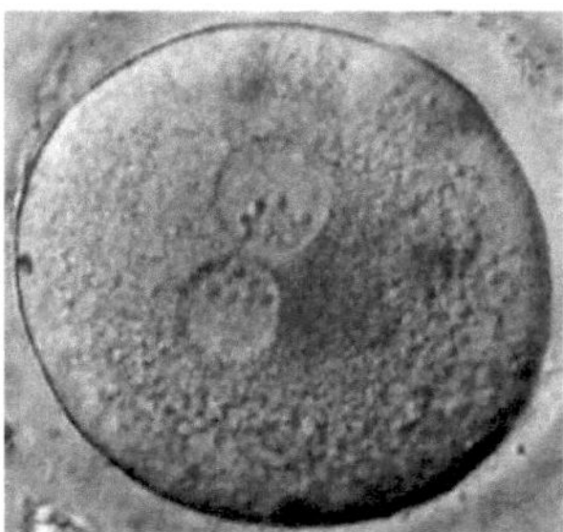

Figura 9. Célula estaminal adulta

Aplicações

O estudo das células estaminais vai permitir-nos conhecer os mecanismos de especialização celular. Que mecanismos fazem com que um gene esteja ativo e cumpra a sua função e que mecanismos inibem a expressão desse gene. O cancro, por exemplo, é um caso de especialização celular anormal.

As células estaminais podem ser utilizadas para testar novos medicamentos em todos os tipos de tecidos antes de se efectuarem testes reais em animais ou seres humanos.

As células estaminais terão aplicações em terapias celulares, medicina regenerativa ou engenharia de tecidos. Muitas doenças são consequência de um mau funcionamento celular ou da destruição de tecidos. Uma das soluções, em casos muito graves, é o transplante. As células estaminais pluripotentes estimuladas para se desenvolverem como células especializadas oferecem frequentemente a possibilidade de substituir células e tecidos danificados. Este método pode ser utilizado em casos de Parkinson e Alzheimer, lesões da espinal medula, queimaduras, lesões cardíacas ou cerebrais, diabetes, osteoporose e artrite reumatoide.

Capítulo 3

CÉLULAS ESTAMINAIS: REPARAÇÃO DA RETINA

O comprometimento da retina por morte neuronal tem sido considerado incurável porque o sistema nervoso central tem uma capacidade regenerativa limitada. A capacidade de regenerar e reparar danos na retina está no centro das esperanças de utilização terapêutica de células estaminais no olho. Na regeneração da retina, podem ocorrer dois eventos. Em um deles, as células diferenciadas vizinhas ao local do dano passam por um processo natural de desdiferenciação e posteriormente se rediferenciam em uma linhagem celular específica para o reparo, em um processo chamado transdiferenciação. A outra estratégia para a regeneração da retina é a utilização de células estaminais. Dependendo da espécie, a transdiferenciação ou as células estaminais podem ser recrutadas para povoar a retina danificada. Observou-se que a regeneração da retina em peixes, aves e anfíbios ocorre através de uma transdiferenciação do epitélio pigmentar da retina (EPR). No caso dos pintos embrionários, a transdiferenciação ocorre através do EPR e de células progenitoras multipotentes da retina na zona marginal ciliar (ZMC), uma zona neurogénica circunferencial localizada no extremo periférico da retina. Nas aves adultas, os danos locais da retina são reparados pela transdiferenciação das células da glia de Muller. Nos mamíferos, uma vez concluída a histogénese da retina, não há produção continuada de neurónios da retina e não há provas de uma zona de crescimento semelhante à CMZ, pelo que a regeneração da retina nestas espécies, mesmo em embriões, não é observada, a não ser que a sua retina seja adequadamente induzida. No entanto, estudos em humanos examinaram a expressão do marcador de progenitores neurais nestin na retina. A nestina é expressa em algumas células na junção da retina neural e do corpo ciliar, o que sugere que um remanescente da CMZ pode permanecer em humanos. Além disso, foi referido que as células estaminais neurais (NSC), que são a fonte potencial de várias células do sistema nervoso central, incluindo neurónios, astrócitos e oligodendrócitos, podem ser isoladas in vitro a partir da zona marginal ciliar remanescente do rato, da ratazana e do ser humano; estas células podem diferenciar-se em neurónios, tais como fotorreceptores, neurónios bipolares e mesmo células da glia de Muller in vitro. Esta abordagem, devido à complicação da extração destas células que envolve procedimentos microcirúrgicos, não é uma opção para o tratamento de doenças oculares e não é clinicamente viável, considerando também a disponibilidade limitada de células estaminais pluripotentes da retina. Neste caso, as células estaminais de outras origens (colhidas de outros tecidos) podem ser uma esperança para o tratamento de doenças da retina. As células estaminais da retina não são as únicas células capazes de regenerar a retina. Na procura de outras fontes de possíveis progenitores da retina em mamíferos, alguns autores descobriram que as células estaminais não neuronais presentes no olho, como as células da íris, do limbo corneano, da coroide e da esclerótica, podem ser induzidas a diferenciar-se em células da retina ou, pelo menos, em células neurais. Estas células podem também constituir uma fonte potencial para substituir a retina danificada, mas é necessária mais investigação. Existem muitas fontes possíveis para a reparação da retina.

No entanto, a multipotencialidade das MSC, bem como a facilidade de isolamento e de cultura e o seu elevado potencial expansivo fazem destas células a fonte mais adequada para serem utilizadas como instrumento terapêutico na reparação da retina. Foi recentemente referido que as MSC em cultura podem ser induzidas in vitro e in vivo a diferenciar-se em derivados não mesenquimatosos, como as células neurais. Tomita et al. injectaram MSC em olhos de ratos feridos e observaram que estas eram capazes de se diferenciar em células neurais da retina in vivo. Foi também demonstrado que as MSC podem ser induzidas a diferenciar-se em fotorreceptores in vitro e in vivo. No entanto, apesar da integração das células estaminais nas camadas danificadas da retina e da sua diferenciação em células da retina, não houve provas de funcionalidade. Em contraste com estes estudos, outra investigação, utilizando a electrorretinografia (ERG), afirma que a resposta ERG após a implantação de células estaminais melhorou, indicando uma integração funcional das células enxertadas. No seu conjunto, estes resultados sugerem que é ainda necessária uma melhor compreensão da fisiologia das células estaminais diferenciadas, antes de se considerar a aplicação clínica destas células. No entanto, é evidente que, no futuro, as MSC poderão ser utilizadas como uma alternativa no tratamento de doenças degenerativas da retina e poderão, potencialmente, salvar o tecido retiniano lesado.

Capítulo 4

Aplicações das células estaminais e o seu futuro

Muitas doenças hereditárias degenerativas da retina e da retina-neuronal, como a retinite pigmentosa e as distrofias da retina associadas, podem resultar em cegueira. Até à data, não foram desenvolvidas terapias eficazes para prevenir ou inverter os processos degenerativos destas doenças. Foram realizados estudos para avaliar as perspectivas de utilização do transplante de células estaminais como meio de tratamento destas doenças. A primeira prova de que a terapia de substituição celular poderia ser possível na retina surgiu com a observação de que células estaminais/progenitoras adultas do hipocampo, transplantadas para o vítreo de olhos neonatais ou adultos, sobreviveram e foram incorporadas na estrutura laminar da retina hospedeira. Também foi recentemente referido que as células estaminais mesenquimais fetais já foram utilizadas com sucesso no transplante intrauterino de células para o tratamento da osteogénese imperfeita, mostrando que o âmbito das potenciais indicações médicas é vasto. No que diz respeito aos transplantes, as células estaminais podem ser enxertadas no olho num estado indiferenciado ou num estado mais especializado, semelhante ao das células estaminais neuronais. Após o enxerto de células estaminais na retina, espera-se que estas células se diferenciem em células da retina e se incorporem no tecido existente. A migração e integração das células transplantadas no tecido hospedeiro é provavelmente induzida pela sua lesão. De acordo com Chako et al., a migração e a incorporação generalizadas de células estaminais neurais só foram observadas em retinas doentes ou traumatizadas. Estes tipos de lesões podem fornecer um meio local (interleucinas, quimiotaxinas, factores inflamatórios e de crescimento, etc.) que pode ser responsável pela migração e incorporação de células estaminais oculares exógenas. Estudos realizados com o modelo do rato rd com degenerescência da retina demonstraram que as células estaminais derivadas da medula óssea exercem grandes efeitos vasculotróficos e neurotróficos na retina quando injectadas intravítreas. Este efeito de salvamento é mais eficaz quando as células estaminais são injectadas antes da degeneração completa da retina. Em termos clínicos, isto poderia ser viável em doenças degenerativas como a retinite pigmentosa, na fase inicial ou intermédia, quando teoricamente a terapia seria mais eficaz. Um dos principais problemas com que se depara a investigação em células estaminais, e o transplante de células estaminais da retina em particular, é a questão da integração funcional das células enxertadas. Apesar da existência de um privilégio imunitário ocular, a rejeição imunitária é uma barreira importante para o sucesso do transplante de retina. É importante avaliar se os enxertos de células estaminais em diferentes locais da retina sobreviverão sem perturbar a morfologia e a organização laminar da retina hospedeira e não induzirão a formação de rosetas, o que poderia comprometer a integração funcional do enxerto na retina hospedeira, não conseguindo reconstruir a sua anatomia normal. Torna-se importante determinar se o privilégio imunitário é uma caraterística do espaço sub-retiniano e da cavidade vítrea quando enxertados com células estaminais. Jiang et al. demonstraram, em ratinhos, que aloenxertos de retina, implantados no espaço sub-retiniano e na cavidade vítrea, experimentavam privilégio imunitário e promoviam o desvio das respostas imunitárias nestes locais. Vaananen demonstrou, em ratos, que o transplante de células progenitoras da retina sobrevivia no espaço subretiniano por um período prolongado de tempo e não induzia a formação de rosetas. Além disso, este estudo sugeriu que o espaço subretiniano oferece um ambiente condutor para a diferenciação destas células como fotorreceptores. Para além do tipo de células a utilizar, outra questão a investigar é a forma preferencial de inserir as células estaminais no olho humano. Existem duas formas de transplante: subretiniana ou intravítrea. Estas são amplamente descritas na literatura e ambas apresentam caraterísticas de privilégio imunitário. A implantação subretiniana de células estaminais requer uma vitrectomia, que é um procedimento de grande dimensão e risco. Em alternativa, a injeção intravítrea é um procedimento mais popular e muito menos invasivo. Como a literatura atual mostra que, em ratos e ratinhos, não há diferenças entre os dois procedimentos, a injeção intravítrea seria a melhor escolha por ser menos invasiva. Em conclusão, há ainda muitas questões a investigar e muito trabalho a fazer antes de se poder aplicar clinicamente uma abordagem terapêutica baseada em células estaminais na reparação da retina. É ainda demasiado cedo para prever a possibilidade de recuperação da visão de um doente com degenerescência macular ou retinite pigmentosa. No entanto, os estudos experimentais apontam nessa direção. As descobertas no domínio do transplante de retina e do enxerto de células estaminais oferecem uma nova oportunidade para o desenvolvimento de estratégias terapêuticas em doenças oculares humanas e abrem novos campos no estudo da reparação da retina utilizando células estaminais.

Capítulo 5

JUSTIFICAÇÃO DO INQUÉRITO

A medula óssea é constituída por células primordiais e indiferenciadas, as células estaminais (BURWELL, 1985), caracterizadas por terem uma baixa taxa de crescimento, capacidade de auto-renovação e potencial para se diferenciarem em várias linhagens (OWEN, 1980; CONNOLLY, 1995).

No processo de reparação óssea, as células presentes na medula desempenham um papel importante na osteogénese ou na fagocitose, dependendo das condições do meio (BURWELL, 1985).

ASHTON et al. (1984) concluíram que as células precursoras osteogénicas, apesar de se encontrarem em toda a medula espinal, estão mais concentradas junto à superfície endosteal.

Observaram índices osteogénicos significativamente mais baixos na população central.

Para MUSCHLER et al. (1997), houve um aumento no número de células nucleadas, quando o local da coleta da medula era altamente celular e as trabéculas ósseas estavam dispostas de forma mais espaçada, permitindo que as células da cavidade medular tivessem mais fluidez na agulha de aspiração da mesma.

A importância das células estaminais, para a reconstituição óssea e a sua quantidade relativamente pequena, relacionada com as células nucleadas da medula óssea (1: 100.000), têm dissecado as investigações para o seu isolamento, purificação e concentração (CONNOLLY, 1995). Estão distribuídas de forma dispersa na medula óssea (TIEDEMAN et al., 1991) e permitem concentrar a população de células osteoprogenitoras, o que pode favorecer a osteogénese, uma vez que a formação óssea está diretamente relacionada com o número de células estaminais (CONNOLLY et al., 1989).

A técnica de injeção da medula óssea (MO), via subcutânea é relativamente simples, de custo moderado e minimiza as complicações que podem ocorrer da imobilização prolongada do membro (CONNOLLY et al., 1989; CONNOLLY, 1995). Segundo GARG et al. (1993), este procedimento determina trauma mínimo, evita alterações no sítio recetor e pode ser repetido facilmente.

Segundo CONNOLLY et al. (1991), a crista ilíaca é a melhor fonte de MO; e para SALAMA & WEISSMAN (1978) ela pode ser obtida através de uma agulha de biópsia por aspirações sucessivas, em vários pontos espaçados de 1 a 2 cm. Pequenas quantidades são obtidas em cada aspiração, evitando a diluição dos elementos da medula com o sangue aspirado (SALAMA, 1983, GARG et al., 1993, CONNOLLY, 1995).

Para TIEDEMAN et al. (1991), entre as aspirações, a agulha e a seringa devem ser lavadas com 4ml. de solução salina heparinizada, para evitar a formação de coágulos.

SALAMA & WEISSMAN (1978) verificaram que a heparina determinou alterações nas propriedades de coloração das células, sugerindo dano celular. Ja, HEALEY et al. (1990), consideraram que não era necessário heparinizar a seringa durante a aspiração e injeção, devido ao curto intervalo de tempo entre os procedimentos.

Em um estudo, a MO foi aspirada da crista ilíaca de coelhos adultos anestesiados, através de uma agulha hipodérmica que foi cuidadosamente girada, acoplada a uma seringa de 20ml. umedecida com solução de heparina (1: 1000). Foram coletados de 2,0 a 3,0ml. por local, até um total de 7,0 a 10ml. por animal (CONNOLLY et al., 1989). Ja PALEY et al. (1986) coletaram a MO do trocater maior de coelhos impúberes a 2,0m, utilizando uma agulha espinhal.

Segundo PALEY et al. (1986) e CONNOLLY et al. (1991), simultaneamente à aspiração da medula, uma segunda agulha deve ser inserida no local da enxertia, permitindo sua aplicação imediata. Desta forma, mantém-se um maior número de células viáveis. Para CONNOLLY et al. (1991) a MO pode ser depositada no local recetor por injeção subcutânea e nos casos em que a redução aberta é necessária para a remoção dos implantes, a medula coagulada pode ser aplicada. LOKIEC et al. (1996) não recomendam sua aplicação subcutânea, quando coagulada. PALEY *et al.* (1986) concluíram que a MO subcutânea não deve ser realizada no dia da cirurgia. SHARMA et al. (1992), da mesma forma, recomendaram a aplicação após 5 dias, permitindo a cicatrização da ferida. Em outro estudo, CONNOLLY (1995) verificou que o momento ideal para a injeção subcutânea deveria ser após a redução da inflamação inicial e o período de reabsorção osteoclástica, que ocorreu entre 6 a 12 semanas, em humanos. O autor considera que o efeito osteogénico começa imediatamente após a enxertia.

Fragmentos ósseos reimplantados foram associados ao enxerto ósseo autógeno, promovendo união em fraturas de tíbia e fêmur de pacientes humanos. Quando a ferida não estava suficientemente cicatrizada no tratamento inicial, a enxertia era realizada após quatro a seis semanas, período em que não havia inflamação (CONNOLLY, 1998).

De acordo com PALEY et al. (1986) e CONNOLLY (1995) a medula óssea autógena, em casos clínicos e experimentais de não-união, tende a espalhar-se em torno da localidade da fratura, existindo um risco potencial de formação de osso ectópico.

Reconhecendo o potencial da MO em enxertias, o presente estudo deveria, por objetivo, avaliar o número de células nucleadas que podem ser obtidas por aspiração, a possibilidade de concentração por centrifugação antes de dar enxertia e detalhes da técnica de aplicação subcutânea da medula no rádio dos coelhos.

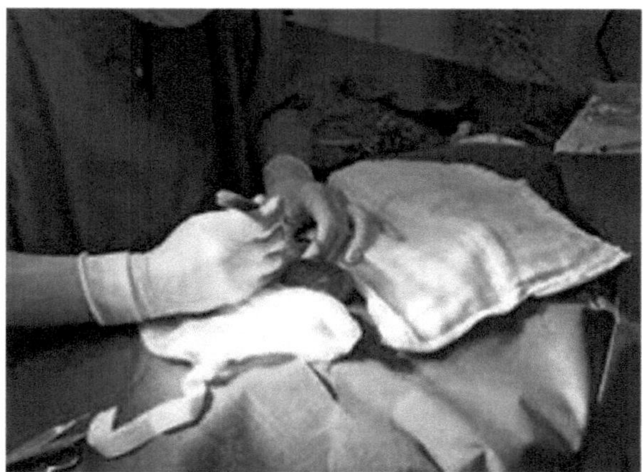

Figura 10. As células estaminais são retiradas da medula óssea adulta do coelho (anca)

Capítulo 6

OBJECTIVO DO INQUÉRITO

- Avaliar a ação regenerativa das células estaminais tipadas em lesões retinianas em diferentes fases de cicatrização (fase ativa e fase cicatrizada) em olhos de coelhos, através da injeção intravítrea destas células.

- A ação regenerativa destas células será estudada ao nível das cicatrizes retinianas, provocadas por fotocoagulação com laser de árgon nos olhos de coelhos. Estas células serão injectadas nos olhos de dois grupos de coelhos. Cada grupo será constituído por 10 coelhos. No Grupo I as células estaminais serão injectadas no vítreo, imediatamente após a realização da fotocoagulação na retina (fase ativa) e no Grupo II, serão injectadas trinta dias após a realização da terapia laser (fase cicatrizada). Assim, o estudo basear-se-á no comportamento das células tronco na inflamação coriorretiniana.

Capítulo 7

Células estaminais e medula óssea

As CS derivadas da MO têm sido propostas como uma potencial fonte de células para fins regenerativos(8- 9). Esta proposta baseou-se no pressuposto de que as CSH isoladas da MO são plásticas e capazes de se "transdiferenciar" em células estaminais comprometidas com tecidos (CTSC) para outros órgãos (por exemplo, coração, fígado ou cérebro). Infelizmente, o conceito de plasticidade das SC não foi confirmado em estudos recentes e os dados anteriormente encorajadores que demonstravam este fenómeno in vitro poderiam ser explicados por um fenómeno de fusão celular ou, como postulado pelo nosso grupo, pela presença de populações heterogéneas de SC na MO. A identificação de VSELSCs (primitivas, muito pequenas, semelhantes às embrionárias) no BM apoia a noção de que este tecido contém uma população de células estaminais primitivas que, se transplantadas juntamente com HSCs, foram capazes de regenerar tecidos danificados em determinados cenários experimentais. As células da MO podem ser aspiradas de forma fácil e segura. Após a administração de anestesia local, cerca de 10 ml de medula óssea são aspirados da crista ilíaca com uma agulha de aspiração de medula óssea asterilizada e as células estaminais mononucleares da medula óssea são separadas utilizando o método de separação por densidade Ficoll. A terapia baseada em células estaminais foi testada em modelos animais para várias doenças, incluindo doenças neurodegenerativas, como a doença de Parkinson, a lesão da medula espinal e a esclerose múltipla. A substituição dos neurónios perdidos que não são substituídos fisiologicamente é fundamental para o sucesso terapêutico. No olho, a degenerescência das células neuronais da retina é uma caraterística das doenças oculares generalizadas, como a degenerescência macular relacionada com a idade (DMRI) e a retinite pigmentosa (RP). Nestes casos, a perda de fotorrecetores que ocorre como evento primário (RP) ou secundário à perda de EPR (DMRI) leva à cegueira.

A medula óssea é um tecido ideal para o estudo das células estaminais, devido à sua acessibilidade e ao facto de as respostas às doses proliferativas das células estaminais derivadas da medula óssea poderem ser prontamente investigadas. Além disso, existem vários modelos de ratinhos bem definidos e marcadores de superfície celular que permitem um estudo eficaz da hematopoiese em ratinhos saudáveis e lesionados. Devido a estas caraterísticas e à experiência do transplante de medula óssea no tratamento de cancros hematológicos, as células estaminais derivadas da medula óssea tornaram-se também um instrumento importante na medicina regenerativa. A medula óssea alberga pelo menos duas populações distintas de células estaminais: as células estaminais hematopoiéticas (HSC) e as células estromais multipotentes da medula óssea (MSC).

1) CÉLULAS ESTAMINAIS HEMATOPOIÉTICAS (HSCS)

As células estaminais hematopoiéticas (HSC) são células estaminais multipotentes que dão origem a todos os tipos de células sanguíneas, incluindo as mielóides (monócitos e macrófagos, neutrófilos, basófilos, eosinófilos, eritrócitos, megacariócitos/plaquetas, células dendríticas) e as linhagens linfóides (células T, células B, células NK).

As HSCs encontram-se na medula óssea dos adultos, que inclui o fémur, a anca, as costelas, o esterno e outros ossos. As células podem ser obtidas diretamente por remoção da anca com uma agulha e uma seringa, ou a partir do sangue após pré-tratamento com citocinas, como o G-CSF (factores de colonização de granulócitos), que induzem a libertação de células do compartimento da medula óssea. Outras fontes para utilização clínica e científica incluem o sangue do cordão umbilical e a placenta.

No que se refere ao fenótipo, as células estaminais hematopoiéticas são identificadas pelo seu pequeno tamanho, ausência de marcadores de linhagem (lin), baixa coloração (população lateral) com corantes vitais como a rodamina 123 (rodamina DULL, também designada rholo) ou Hoechst 33342, e presença de vários marcadores antigénicos na sua superfície, muitos dos quais pertencem à série de marcadores de diferenciação: CD34, CD38, CD90, CD133, CD105, CD45 e também c-kit, o recetor do fator de células estaminais.

2) CÉLULAS ESTROMAIS MESENQUIMAIS MULTIPOTENTES (CÉLULAS ESTAMINAIS MESENQUIMAIS)

As células estaminais mesenquimais (MSCs) são progenitoras de todas as células do tecido conjuntivo. Em adultos de várias espécies de vertebrados, as MSCs foram isoladas da medula óssea (BM) e de outros tecidos, expandidas em cultura e diferenciadas em várias células formadoras de tecidos, como osso, cartilagem, gordura, músculo, tendão, fígado, rim, coração e até células cerebrais. De acordo com a International Society for Cellular Therapy, existem três requisitos mínimos para que uma população de células seja classificada como MSC. O primeiro é que as MSC sejam isoladas de uma população de células mononucleares com base na sua aderência selectiva à superfície do plástico das placas de cultura, diferindo, neste aspeto, das células hematopoiéticas da medula óssea; uma desvantagem deste método é a possível contaminação por células hematopoiéticas e a heterogeneidade celular no que respeita ao potencial de diferenciação. O segundo critério é que as expressões de CD105, CD73 e CD90 estejam presentes, e que CD34, CD45, CD14 ou CD11b, CD79, ou CD19 e HLA-DR não sejam expressos em mais de 95% das células em cultura. Finalmente, as células podem ser diferenciadas em osso, gordura e cartilagem.

APLICAÇÃO DE CÉLULAS ESTAMINAIS DERIVADAS DA MEDULA ÓSSEA (BM) EM DOENÇAS DA RETINA

As células estaminais derivadas da medula óssea (BM) podem ser capazes de restaurar o funcionamento da retina através de diferentes mecanismos:

A) diferenciação celular, B) efeito parácrino e C) reparação do epitélio pigmentar da retina.

A) DIFERENCIAÇÃO CELULAR

Os mecanismos dos eventos de diferenciação mediados pelas SC, incluindo a recuperação funcional documentada, estão ainda a ser objeto de um debate científico considerável. No caso das SCs adultas, a controvérsia entre transdiferenciação e fusão ainda não foi resolvida. Recentemente, foi relatado que as BMSCs são capazes de "transdiferenciar" ou mudar o compromisso para células que expressam marcadores precoces de células cardíacas, musculares esqueléticas, neurais ou hepáticas. Do mesmo modo, as SCs da BM contribuíram para a regeneração do miocárdio enfraquecido. Isto foi apoiado pelas observações em humanos de que o transplante de SCs do sangue periférico mobilizado que expressam o antigénio hematopoiético CD34+ precoce levou ao aparecimento de hepatócitos, células epiteliais e neurónios derivados do dador(8-10). Por conseguinte, presumiu-se inicialmente que a reparação observada nos tecidos danificados do hospedeiro após o transplante ou homing de SC se devia à incorporação e transdiferenciação das BMSCs nos locais de lesão. No entanto, vários estudos contestaram este conceito, fornecendo provas de que as BMSC podem, em vez disso, incorporar-se nos tecidos do hospedeiro através da fusão com células do hospedeiro. Foi relatado que a injeção intravítrea de células estaminais hematopoiéticas (HSCs) negativas para a linhagem (Lin-) permitiu salvar a degenerescência da retina em ratinhos rd1 e rd10. No estudo, as HSCs Lin- exógenas impediram a degeneração vascular da retina e esta recuperação vascular correlacionou-se com a recuperação neuronal. Embora esta abordagem tenha mostrado um efeito de salvamento dramático, houve uma limitação na medida em que as células estaminais derivadas da medula óssea (BM) injectadas intravítreas foram efetivamente incorporadas na retina apenas durante uma fase precoce do desenvolvimento pós-natal, mas não em ratinhos adultos. A injeção direta de Lin- HSCs exógenas apenas visou astrócitos activados que são observados em ratinhos neonatais ou num modelo de lesão induzida no adulto.

A1) O PAPEL DA MICROGLIA DERIVADA DA BM

A ativação microglial na retina fornece uma resposta precoce contra a infeção, lesão, isquemia e degeneração.

Na degenerescência da retina, a microglia activada migra para a retina mais profunda com a expressão do fator de necrose tumoral-α antes do início da morte das células fotorreceptoras, sugerindo que a ativação microglial pode desencadear a morte das células neuronais. Por outro lado, a microglia segrega factores neurotróficos e promove a sobrevivência dos fotorreceptores num modelo de degenerescência da retina induzida pela luz, e promove a reparação vascular num modelo de retinopatia induzida pelo oxigénio.

Os mecanismos exactos de proteção da retina pela microglia derivada da MO permanecem indefinidos. Uma hipótese é que a microglia fagocita os detritos celulares e limpa o ambiente degenerativo.

Outro mecanismo possível é que a microglia segrega factores neurotróficos para promover a sobrevivência das células residuais.
No modelo de degenerescência da retina induzida pela luz, a microglia segrega o fator de crescimento do nervo ou o fator neurotrófico ciliar e modula a expressão do fator neurotrófico secundário na glia de Muller, contribuindo para a proteção das células fotorreceptoras(22-24).

B) EFEITO PARÁCRINO

A sinalização parácrina é uma forma de sinalização celular em que a célula-alvo está próxima ("para" = perto) da célula que liberta o sinal.
Por vezes é feita uma distinção entre sinalização parácrina e autócrina. Ambas afectam as células vizinhas, mas enquanto a sinalização autócrina ocorre entre os mesmos tipos de células, a sinalização parácrina afecta outros tipos de células (adjacentes).
As células comunicam entre si através de contacto direto (sinalização justácrina), a curtas distâncias (sinalização parácrina) ou a grandes distâncias e/ou escalas (sinalização endócrina).
Algumas comunicações célula-a-célula requerem o contacto direto célula-célula. Algumas células podem formar junções de hiato que ligam o seu citoplasma ao citoplasma de células adjacentes. No músculo cardíaco, as junções entre células adjacentes permitem que a propagação do potencial de ação da região do pacemaker cardíaco se espalhe e provoque a contração do coração de forma coordenada.
De seguida, referiremos os possíveis efeitos parácrinos das células estaminais e os seus mecanismos de acordo com a classificação proposta por Crisostomo et al. (2008).

B1) AUMENTO DA ANGIOGÉNESE

Em primeiro lugar, as células estaminais produzem moléculas de sinalização local que podem melhorar a perfusão e aumentar a angiogénese no tecido cronicamente isquémico. Embora os factores de crescimento específicos que contribuem para este efeito neovascular ainda não estejam definidos, a lista inclui o fator de crescimento endotelial vascular (VEGF), o fator de crescimento dos hepatócitos (HGF) e o fator básico de crescimento dos fibroblastos (FGF2)(2-3). O VEGF é um forte promotor da angiogénese.
Embora originalmente associado à regeneração do fígado, o HGF também exerce efeitos benéficos na neovascularização e na remodelação dos tecidos.

O FGF2, um membro específico da família de sinalização do FGF, está intimamente envolvido na proliferação de células endoteliais e pode ser um fator angiogénico mais potente do que o VEGF. Quando expostas a um insulto ou stress, as células estaminais mesenquimais (MSC) em cultura celular e in vivo aumentam significativamente a libertação de VEGF, HGF e FGF2, o que pode melhorar o fluxo sanguíneo regional, bem como promover a auto-sobrevivência autócrina. O aumento da perfusão devido à produção do fator de crescimento angiogénico das células estaminais também tem sido associado a uma melhoria da função dos órgãos terminais. Além disso, as células estaminais da medula óssea com sobreexpressão de VEGF demonstram uma maior proteção dos tecidos lesionados do que os controlos. Assim, o VEGF, o HGF e o FGF2 podem ser importantes moléculas de sinalização parácrina na angiogénese, proteção e sobrevivência mediadas pelas células estaminais.

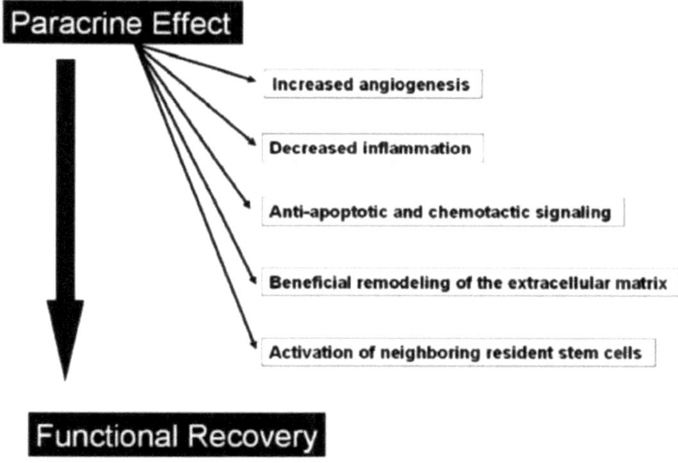

Figura 11. Diagrama mostrando os caminhos do efeito parácrino.

B2) DIMINUIÇÃO DA INFLAMAÇÃO

As células estaminais parecem atenuar o tamanho do enfarte e a lesão através da modulação da inflamação local. Quando transplantadas para o tecido lesado, as células estaminais enfrentam um ambiente inflamatório hostil, deficiente em nutrientes, e podem libertar substâncias que limitam a inflamação local de forma a aumentar a sua sobrevivência. Estudos recentes indicam que a libertação da citocina anti-inflamatória IL-10 desempenha um papel fundamental na modulação da atividade das células imunitárias inatas e adaptativas, tais como as células dendríticas, as células T e as células B. O fator de crescimento transformador beta (TGF-β) parece estar envolvido na supressão da inflamação pelas células estaminais. O TGF-β1 desempenha um papel na supressão das células T e o seu efeito anti-inflamatório pode ser ainda mais potenciado pelo HGF concomitante.

A modulação dos níveis teciduais locais de citocinas pró-inflamatórias por factores parácrinos anti-inflamatórios libertados pelas células estaminais é, assim, importante para conferir melhores resultados após a terapia com células estaminais.

B3) SINALIZAÇÃO ANTI-APOPTÓTICA E QUIMIOTÁCTICA

As células estaminais de uma terceira via promovem a recuperação de tipos de células ténues ou com mau funcionamento na zona limítrofe do enfarte. A injeção de MSC num enfarte induzido por crio reduz a largura da cicatriz miocárdica 10 semanas mais tarde. As MSC parecem ativar um sistema de sinalização anti-apoptose na zona limítrofe do enfarte que protege eficazmente da apoptose os tipos de células ameaçados pela isquemia.

Existem também provas de que tanto as células estaminais endógenas como as exógenas são capazes de "regressar" ou migrar para a área de lesão a partir do local de injeção ou infusão. As MSC da medula óssea podem ser mobilizadas, dirigir-se para as áreas de enfarte e diferenciar-se no tipo de tecido-alvo.

Além disso, o perfil de expressão das células progenitoras adultas revela a expressão caraterística de genes associados a uma melhor reparação do ADN, a enzimas anti-oxidantes reguladas positivamente e a sistemas de desintoxicação aumentados. Observou-se que o HGF melhora o crescimento celular e reduz a apoptose celular.

O fator estimulador de colónias de granulócitos (G-CSF) tem sido amplamente estudado e promove a mobilização de células estaminais derivadas da medula óssea no contexto de lesões agudas. Este mecanismo de homing pode também depender da expressão do fator 1 derivado de células estromais (SDF-1), da proteína quimioatraente de monócitos-3 (MCP-3), do fator de células estaminais (SCF) e/ou da IL-8.

B4) REMODELAÇÃO BENÉFICA DA MATRIZ EXTRACELULAR

Em quarto lugar, o transplante de células estaminais altera a matriz extracelular, resultando numa remodelação pós-infarto mais favorável, no reforço da cicatriz do enfarte e na prevenção da deterioração da função do órgão. A infusão aguda de MSC humanas e murinas antes da isquemia melhora a pressão desenvolvida no miocárdio, a contratilidade e a complacência após lesão de isquemia/reperfusão (I/R) e diminui a pressão diastólica final. Do mesmo modo, a injeção direta de MSC humanas em corações isquémicos diminuiu a fibrose e a dilatação do ventrículo esquerdo,

apoptose, e aumento da espessura do miocárdio com preservação da função cardíaca sistólica e diastólica sem evidência de regeneração do miocárdio.

As MSC parecem conseguir esta função melhorada através do aumento agudo da celularidade e da diminuição da produção de proteínas da matriz extracelular, como o colagénio tipo I, o colagénio tipo III e o TIMP-1, que resultam numa remodelação e função positivas.

B5) ACTIVAÇÃO DE CÉLULAS ESTAMINAIS RESIDENTES VIZINHAS

Por último, o transplante de células estaminais exógenas pode ativar células estaminais de tecidos vizinhos residentes. Trabalhos recentes demonstraram a existência de populações endógenas semelhantes a células estaminais no coração, fígado, cérebro e rim de adultos.

Estas células estaminais residentes podem possuir receptores de factores de crescimento que podem ser activados para induzir a sua migração e proliferação e promover tanto a restauração de tecido morto como a melhoria da função do tecido danificado. As células estaminais mesenquimais também libertaram HGF e IGF-1 em resposta a lesões e, quando transplantadas para o tecido isquémico do miocárdio, podem ativar subsequentemente as células estaminais cardíacas residentes.

Embora os mecanismos definitivos de proteção através das células estaminais permaneçam pouco claros, as células estaminais medeiam o aumento da angiogénese, a supressão da inflamação e a melhoria da função através de acções parácrinas nas células lesadas, nas células estaminais residentes vizinhas, na matriz extracelular e na zona do enfarte.

Uma melhor compreensão destes mecanismos parácrinos pode permitir terapias clínicas mais precoces e mais eficazes.

C) REPARAÇÃO DO EPITÉLIO PIGMENTAR DA RETINA (EPR) COM CÉLULAS ESTAMINAIS DERIVADAS DA BM

A disfunção do EPR tem sido associada a muitas doenças oculares devastadoras, incluindo a degenerescência macular relacionada com a idade, e a doenças hereditárias, como a doença de Stargardt e a retinite pigmentosa. As tentativas de reparação do EPR incluem o transplante de células EPR para o espaço sub-retiniano. Os estudos em animais, o transplante de EPR em humanos e a cirurgia de recolocação macular demonstraram que a substituição do EPR doente por um EPR mais saudável pode salvar os fotorreceptores, evitar mais perdas visuais e até promover a visão. Além disso, trabalhos recentes sobre o transplante de enxertos de EPR humano demonstram a sobrevivência e o salvamento de fotorreceptores durante um período substancial após o enxerto e são promissores. O salvamento do EPR e dos fotorreceptores para além da área de distribuição das células do dador sugere que factores difusíveis estão também envolvidos no processo de salvamento. No entanto, existem alguns problemas, incluindo a capacidade de obter uma fonte adequada de EPR autólogo e o facto de as células homólogas terem sido associadas à rejeição. As células RPE transplantadas de fetos ou adultos fixam-se à membrana de Bruch com pouca eficiência e não proliferam. Estes procedimentos de transplante são complexos, associados a elevadas taxas de complicações e, muitas vezes, resultam apenas a curto prazo.

Recentemente, foi referido que as células derivadas da medula óssea regeneraram o EPR em dois modelos diferentes de lesões agudas.

Com base nos mecanismos acima referidos, foram iniciados estudos experimentais e em seres humanos com células estaminais intravítreas derivadas da medula óssea.

Recentemente, alguns relatórios demonstraram a viabilidade clínica da administração intravítrea de células mononucleares autólogas derivadas da medula óssea (ABMC) em doentes com retinopatias degenerativas avançadas. Mais recentemente, o nosso grupo realizou um ensaio prospetivo de fase I para investigar a segurança das ABMC intravítreas em doentes com RP ou distrofia cone-roda, com resultados promissores. A história começa a ser escrita neste domínio terapêutico muito promissor.

Capítulo 8

TRABALHO DE INVESTIGAÇÃO

Material e métodos

Coelhos

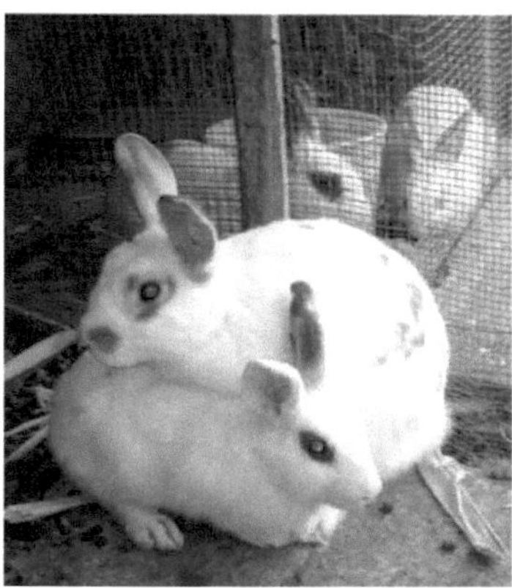

Figura 12. Foram utilizados trinta coelhos albinos machos da Nova Zelândia, com um peso médio de 3,5 kg e cinco a seis meses de idade. Os animais foram utilizados de acordo com a resolução da Association for Research in Vision and Ophthalmology para a utilização de animais de investigação, com a autorização do Comité de Ética da Ballsbridge University, Commonwealth of Dominica.

Os coelhos foram utilizados para a avaliação das células estaminais da medula óssea recolhidas, tipificadas com túnel, e injectadas por via intravítrea.

Uma agulha para punção da medula óssea foi inserida na crista ilíaca de 30 coelhos anestesiados e a medula óssea foi aspirada com uma seringa heparinizada de 20 ml.

As amostras foram preparadas através de três procedimentos, com amostras em cada procedimento: 1) Medula óssea íntegra: após a coleta de 1mL, a amostra foi homogeneizada. A amostra era descartada quando aparecia um coágulo de sangue. 2) Medula centrifugada: 2mL de MO foram centrifugados por 10 minutos, o sobrenadante foi retirado e 1mL do sedimento homogeneizado foi utilizado. Em ambos os procedimentos (1 e 2), as amostras foram colocadas num contador de células. 3) Foi criado cirurgicamente um defeito ósseo no osso rádio e removido um segmento osteoperiosteal de 1cm localizado a três centímetros da articulação rádio-carpo-ulnar, para permitir a avaliação da técnica de aplicação da medula óssea.

Laser

Foi utilizado um laser de díodo vermelho de 670 nm. Cinquenta queimaduras simétricas com laser, com uma intensidade predefinida de 600mW e um ponto de 100 microns, foram efectuadas numa área de 500 a 3.000 microns da retina temporal, perto do disco ótico (indicamos esta localização porque os coelhos não apresentam mácula lútea), cinco dias após a realização da lâmina óssea. O procedimento foi efectuado sob anestesia geral.

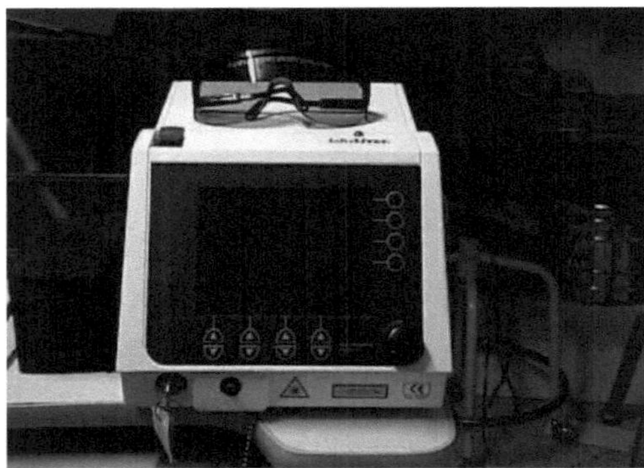

Figura 13. Laser de díodo vermelho de 670 nm.

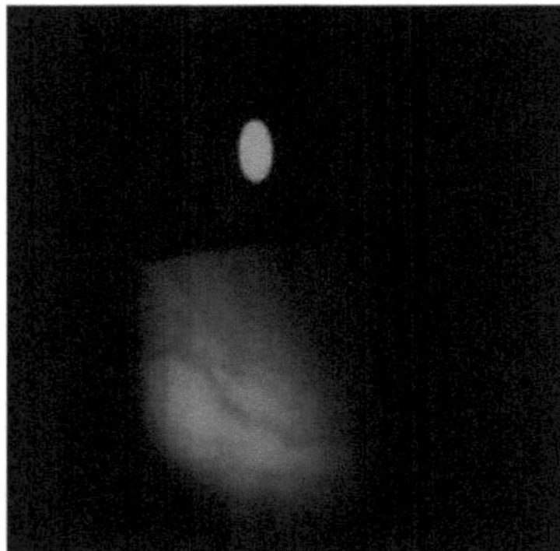

Figura 14. Imagem da mira biomicroscópica da retina do cone, no momento de realizar o disparo de laser.

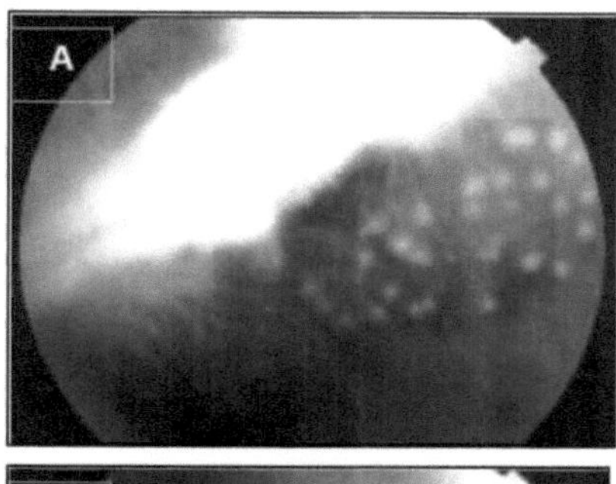

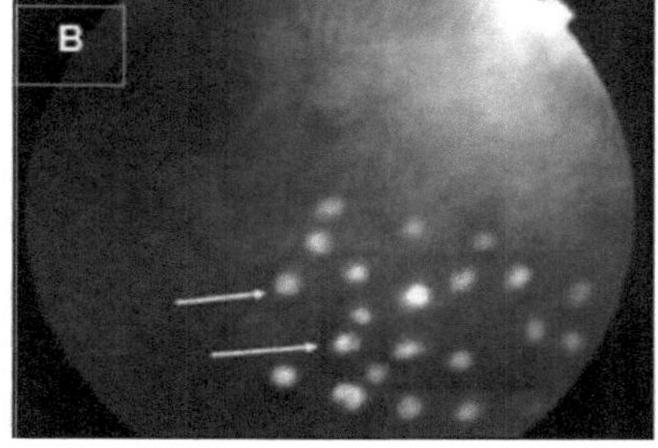

Figura 15. Marcas de laser na zona temporal da retina de coelho. Zona de visão central, uma vez que os coelhos não têm mácula lútea. **A.** Imagem obtida após 48 horas de tratamento com laser. / **B.** Imagem obtida no mês do tratamento laser (as setas mostram o aumento do tamanho da cicatriz provocado pela ação do laser).

Implantação de células estaminais

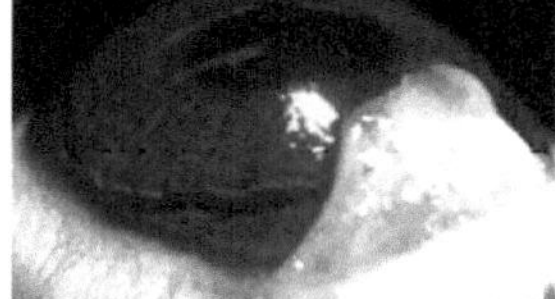

Figura 16. Vinte e quatro horas após a fotocoagulação laser, os coelhos foram preparados para a injeção intravítrea de células estaminais. O implante foi previamente tipificado com um marcador de apoptose "Tunnel" (1ml de medula integral), que foi implantado via pars plana a 2 mm atrás do limbo esclerocorneano.

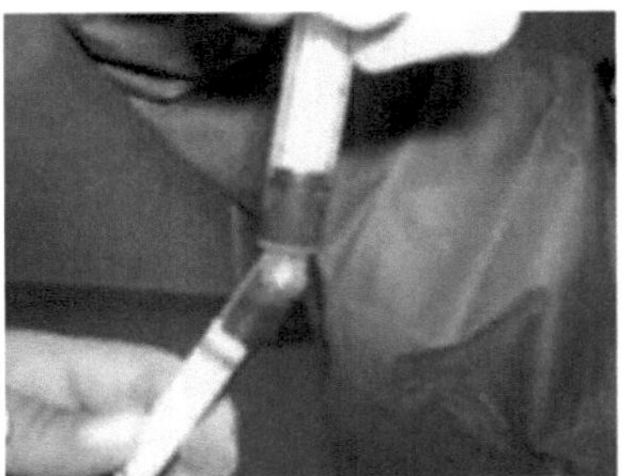

Figura 17. Foi criado cirurgicamente um defeito ósseo no osso do rádio.

Com base nas caraterísticas físicas da medula óssea, a coleta das amostras consistiu em um procedimento simples, realizado com mínimo trauma ósseo. Para a recolha do material foi utilizada uma seringa com heparinização prévia que não impediu a osteogénese das células.

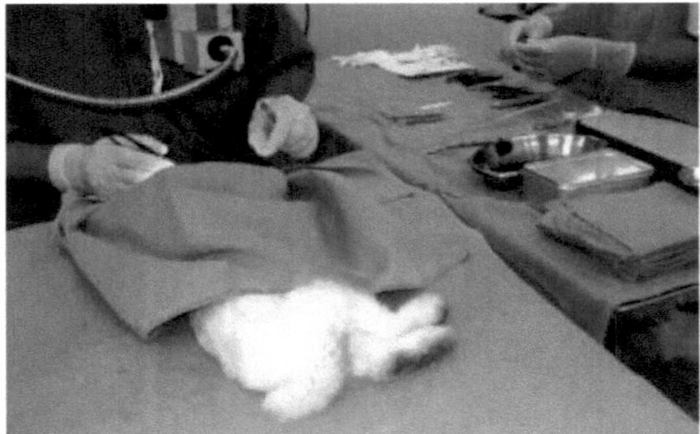

Figura 18. Preparação do coelho na sala de cirurgia, para iniciar a implantação de células estaminais tipadas.

Exames complementares

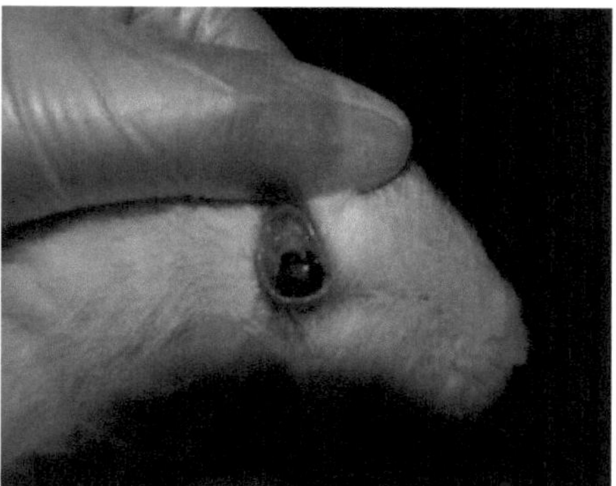

Figura 19. Controlo do coelho.

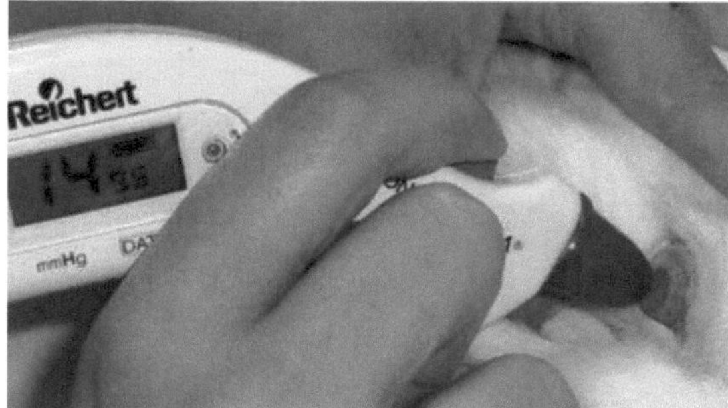

Figura 20. Todos os grupos foram examinados por biomicroscopia, tonometria (Tonopen®) e oftalmoscopia binocular indireta, antes da implantação e semanalmente até completarem três meses de investigação. Foi observada a presença de quemose e hiperemia conjuntival em 22 olhos, na área da injeção intravítrea. Não apresentaram células inflamatórias na câmara anterior, congestão de vasos da íris, catarata, opacidade vítrea, dilatação de vasos da retina ou neovascularização.

Electroretinografia (ERG)

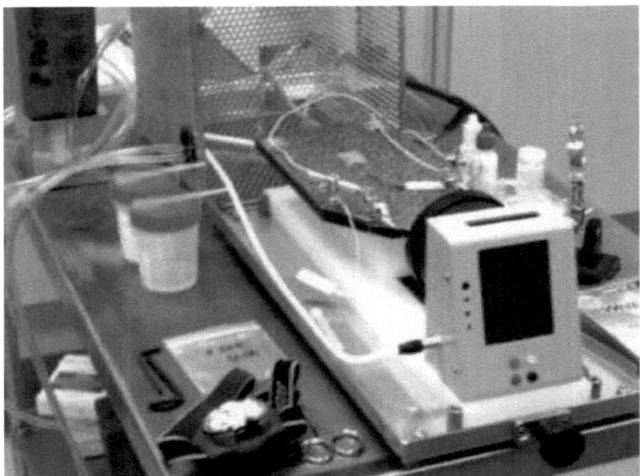

Figura 21. O ERG (LKC Technologies® - EPIC 2000) foi realizado em todos os 30 coelhos antes da injeção de células estaminais e, depois, semanalmente, até se completarem os três meses de acompanhamento. A função retiniana foi avaliada em condições escotópicas e fotópicas com um estímulo do tipo flash utilizando um aparelho Ganzfield. As alterações foram consideradas de forma a reduzir o efeito das variações individuais e diárias da onda B.

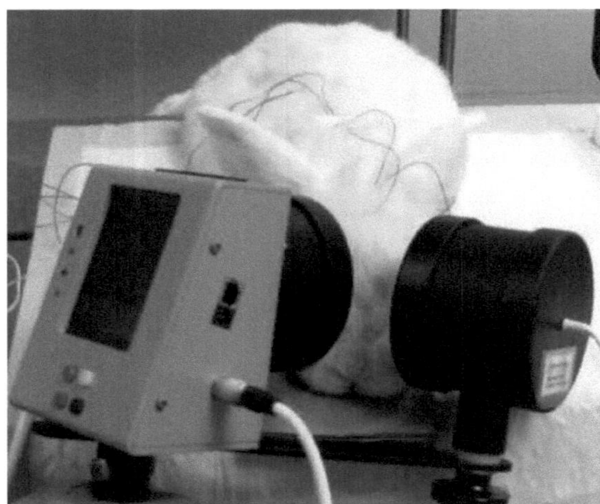

Figura 22.

- Em condições ***escotópicas*** e ***fotópicas***
- Com um ***flash de tipo*** estímulo
- Utilizar um ***dispositivo Ganzfield***.

Quando a amplitude da onda B de ambos os olhos era a mesma, o rácio era de 1; um aumento ou uma diminuição deste valor reflecte as alterações electroretinográficas do olho injetado.

Anestesia

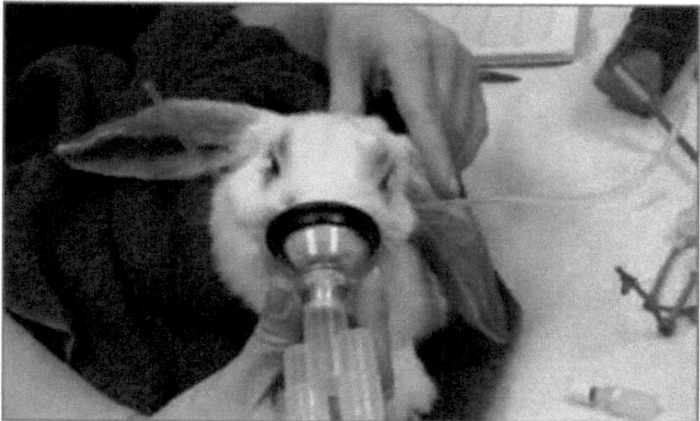

Figura 23. O procedimento foi efectuado sob anestesia geral.

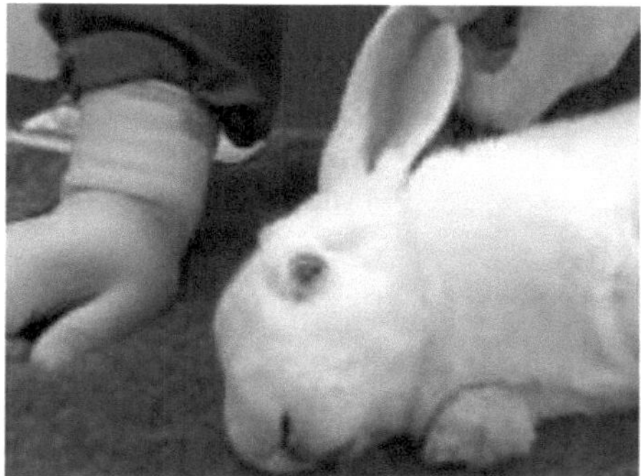

Figura 24. Todos os animais foram anestesiados, através de uma injeção intramuscular de 50 mg/Kg de peso corporal de cloridrato de cetamina (Ketalar®) e 5 mg/Kg de peso corporal de cloridrato de xilazina (Coopazine®) antes da extração da medula óssea, fotocoagulação laser e injeção intravítrea.

Dilatação pupilar

As pupilas foram dilatadas com Tropicamida a 1% e Fenilefrina a 2,5%.

Estudo histopatológico

Os olhos foram enucleados e conservados a -80°C.

A microscopia de luz foi realizada em 15 olhos e a microscopia eletrónica de transmissão em 15 olhos.

A metade posterior do globo ocular foi separada por uma incisão equatorial após a inserção dos músculos extra-oculares e imediatamente dividida em duas metades por uma secção transversal horizontal que atravessa o nervo ótico.

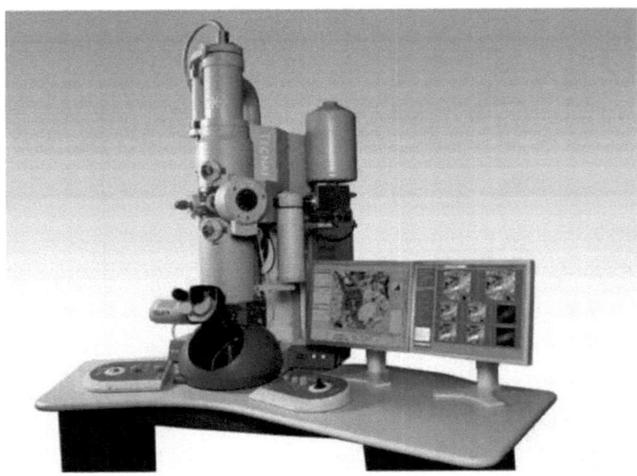

Figura 25. A microscopia de luz foi realizada em 15 olhos e a microscopia eletrónica de transmissão em 15 olhos.

O corpo vítreo foi analisado por cromatografia líquida de alta eficiência (LCHE).

A retina e a coroide foram dissecadas dos tecidos adjacentes e colocadas numa substância fixadora (formaldeído a 4%, recentemente preparado a partir de paraformaldeído, em tampão fosfato de Sorensen 0,1M, pH 7,2) durante 24 horas a 4°C para microscopia ótica.

Os espécimes foram progressivamente desidratados em álcool, transferidos para xilol e para uma mistura de xilol/parafina. Foram efectuadas várias passagens em parafina a 60°C. Os espécimes foram colocados numa estufa de vácuo durante 2 horas. Em seguida, foram cortadas em secções de 5 microns (micrótomo Reichert-Jung RM 2065), coradas com hematoxilina-inosina e fotografadas (fotomicroscópio Carl Zeiss Axiophot).

O segmento posterior dos olhos, a examinar por microscopia eletrónica de transmissão, foi cortado e fixado em formaldeído a 4% em tampão fosfato de Sorensen 0,1M, pH 7,2 durante 10 minutos e seccionado sagitalmente.

As secções de 1 mm foram fixadas em glutaraldeído a 1% em tampão fosfato de Sorensen 0,1M, pH 7,2, durante 24 horas, a 4 °C. Em seguida, foram fixadas em tetróxido a 1% em tampão fosfato de Sorensen 0,1M, pH 7,2 durante 2 horas, desidratadas em concentrações crescentes de álcool (90 minutos em álcool a 70%, uma hora em álcool a 80%, uma hora em álcool a 90% e dois banhos de álcool absoluto de 2 horas cada) a 4 °C. As secções da retina foram tratadas com óxido de propileno e incluídas na resina LX 112 (Ladd Research, Ind.).

Foram efectuados cortes finos de 500 microns com um ultramicrótomo Leica Ultracut UCT em lâminas de vidro e corados com azul de toluidina a 1%, ou pela técnica de azul básico de toluidina-fucsina e analisados em microscópio de luz.

Os blocos foram mantidos em recipientes com agentes dessecantes no vácuo. Cortes finos realizados com um ultramicrótomo MT6.000 (RMC, Inc.), foram corados com acetato de uranilo a 4% em álcool a 50% e citrato de chumbo a 0,3% em NaOH 0,1 N, e examinados e fotografados num microscópio eletrónico Philips, modelo 208.

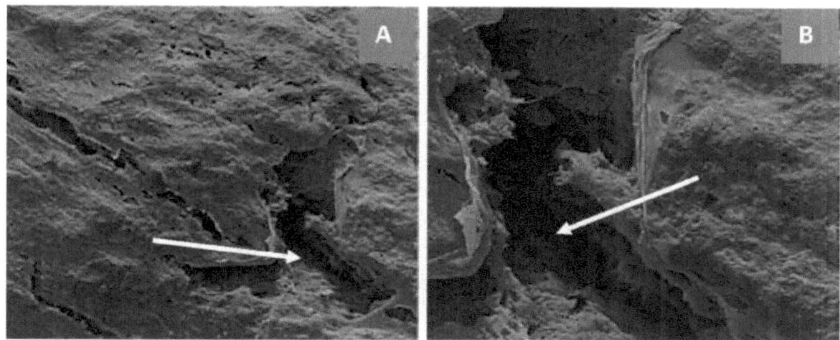

Figura 26. Uma fotografia ampliada da microscopia eletrónica de varrimento do epitélio pigmentado da retina, 48 horas após a realização dos impactos laser. Observam-se grandes áreas de solução de continuidade ao nível do tecido retiniano (setas).

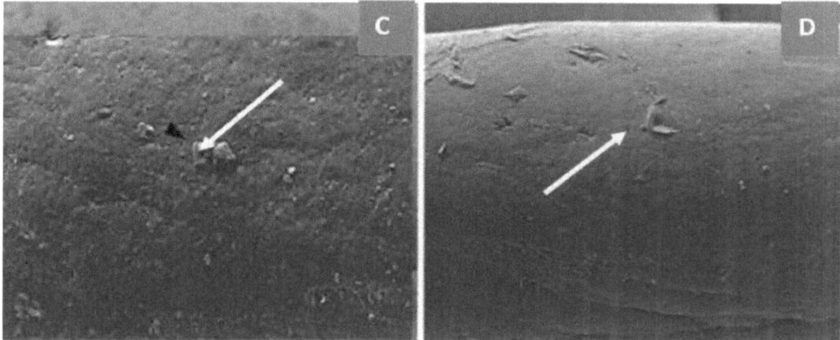

Figura 27. Fotografia ampliada da microscopia eletrónica de varrimento do epitélio pigmentado da retina 90 dias após a implantação de células estaminais. (A seta mostra algumas áreas de cicatrização).

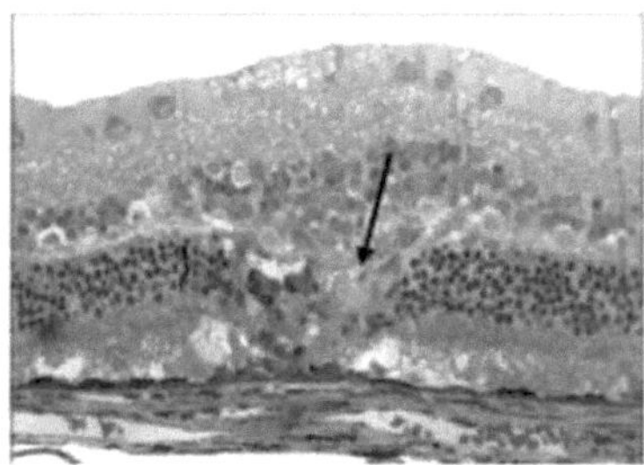

Figura 28. Imagem histológica da retina de coelho - Grupo de controlo (sem implante de células estaminais).

Corte efectuado 48 horas após o impacto do laser. (seta mostra lesão inflamatória por ação de cicatrização).

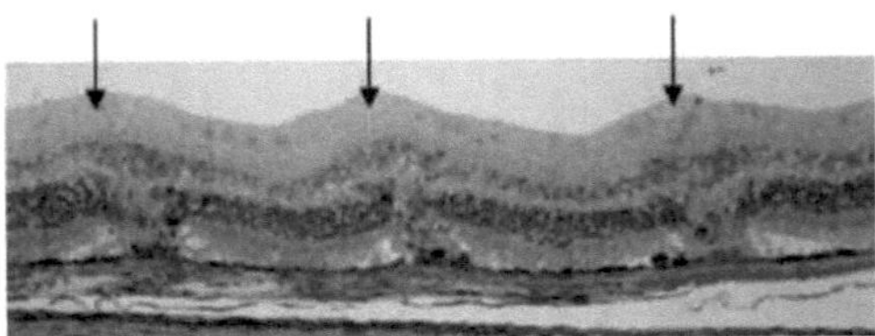

Figura 29. Imagem histológica da retina de outro coelho do grupo de controlo, ao mês de realizado o laser. Observa-se a irregularidade do tecido retiniano (setas).

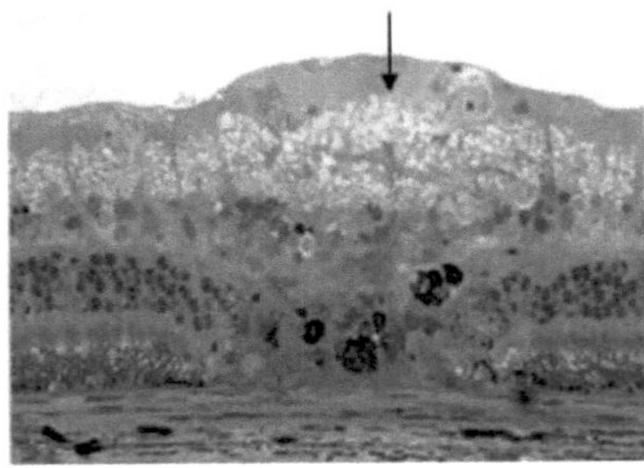

Figura 30. Imagem histológica da retina de coelho do grupo de controlo, observada 90 dias após o impacto do laser. Observa-se uma grande área de gliose cicatricial. (seta).

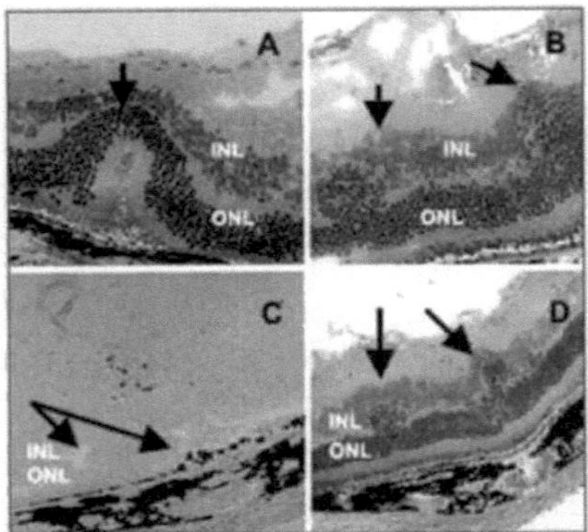

Figura 31. Secções histológicas do tecido coriorretiniano de coelho, observadas por microscopia eletrónica de transmissão. A-Dano **coriorretiniano** causado pelo impacto do laser com resposta inflamatória (seta). *Aumento original de 50x.* **B-Áreas** de recuperação da cicatrização ao nível dos impactos do laser (setas). *Aumento original de 50x.* **C** - Observam-se **algumas** células estaminais activas (setas). *Aumento original de 20x.* **D-Mostra** uma recuperação quase total das áreas de cicatrização coriorretiniana (setas). *Aumento original de 25x.*

** ILM: Membrana Limitadora Interna*
** RPE: Epitélio Pigmentar da Retina*

Estatísticas

A quantidade de células estaminais libertadas no corpo vítreo e no EPR foi analisada pelo teste não paramétrico de Kruskal-Wallis.

As alterações electroretinográficas foram analisadas pelo teste não paramétrico de Friedman.

Resultados

A análise estatística dos dados sobre a quantidade de células estaminais libertadas no gel vítreo e no epitélio pigmentar da retina foi avaliada pelo método não paramétrico de Kruskal-Wallis, que considera as amostras de pequena dimensão.

Os resultados da electrorretinografia obtidos antes e depois da colocação de células estaminais vítreas foram analisados pelo método não paramétrico de Friedman, uma vez que as medições foram repetidas no mesmo animal.

Não foram observadas alterações no electrorretinograma antes e depois do implante de células estaminais.

Os resultados obtidos nas secções histológicas dos olhos enucleados dos coelhos do grupo de controlo (sem implante de células estaminais) mostraram alterações ao nível do tecido coriorretiniano grandes áreas de fibroglioses aos 90 dias após o impacto do laser (fase de cicatrização).

Nos cinquenta coelhos, foram feitos impactos simétricos com o laser de diodo vermelho 670 N-M, com potência de 600mW, mira de 100µm, numa área de 500-3.000µm. Na retina temporal, junto ao nervo ótico.

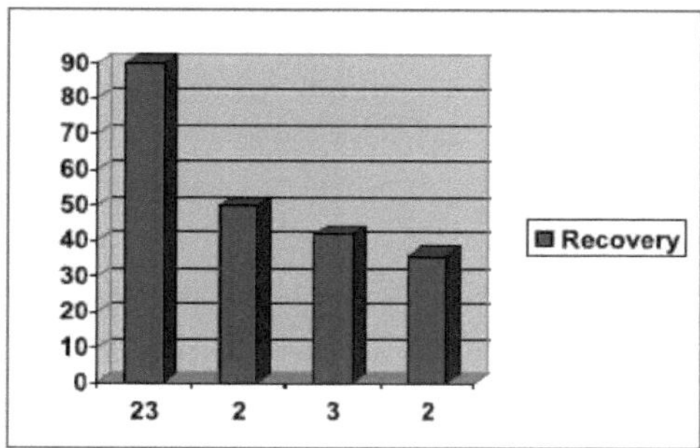

Tabela 1. Trinta coelhos. Recuperação do tecido coriorretiniano.

Os resultados obtidos nas secções histológicas dos olhos enucleados dos coelhos do grupo de implante de células estaminais, observaram uma recuperação de 90% das cicatrizes coriorretinianas em 23 coelhos (n = 45 impactos laser recuperados); Em 2 coelhos houve uma recuperação de 50% das cicatrizes coriorretinianas, (n = 25 impactos de laser recuperados); Em 3 coelhos, a recuperação do tecido coriorretiniano foi de 42% (n = 21 impactos de laser recuperados) e em 2 coelhos, observou-se uma recuperação de 36% do tecido coriorretiniano (n = 18 impactos de laser recuperados).

Todos os coelhos apresentaram um halo de hipopigmentação no epitélio pigmentar da retina, ao nível da área de recuperação do tecido cicatricial.

A recuperação verificou-se em quase todo o tecido retiniano e coriocapilar.

O valor de P obtido foi: <0,001.

Stage of Chorioretinal and Photoreceptor cells Healing	Electroretinography waves A and B (before and after the implants)	Chorioretinal and Photoreceptor cells recovery	Value of the P
90 days of made the laser impacts	Without modifications	**Total of impacts** 23 rabbits= 45 recovery imp. 2 rabbits= 25 recovery imp. 3 rabbits= 21 recovery imp. 2 rabbits= 18 recovery imp.	$P<0.0001$

Tabela 2. Quadro com os resultados do estudo de investigação.

Discussão

Este estudo demonstra o efeito dramático das células estaminais injectadas na cicatrização dos tecidos coriorretinianos e das *células fotorreceptoras,* com uma recuperação de 90% das queimaduras por laser realizadas três meses antes. As células estaminais injectadas sobreviveram e foram capazes de se diferenciar, migrando para as áreas danificadas da retina e diferenciando-se em células RPE, coriorretina e células fotorreceptoras.

Foi observada uma recuperação acentuada da morfologia das células coriorretinianas e das *células fotorreceptoras* danificadas pela fotocoagulação laser; estudos anteriores demonstraram um provável resgate funcional.

Podemos considerar que, num futuro não muito distante, poderemos implementar a utilização de células estaminais em olhos humanos e ser capazes de reparar o tecido da retina.

****O efeito das células estaminais injectadas foi comparado com um grupo de controlo de 20 coelhos tratados de forma semelhante por fotocoagulação a laser, nos quais não foram injectadas células estaminais.*

****Foram observadas áreas de glicose e auréolas de hiperplasia do EPR em redor da glicose nos olhos de controlo que não foram injectados com células estaminais.*

REFERÊNCIAS

01. Blatt A, Cotter G, Leitman M, Krakover R, Kaluski E, Milo-Cotter O, et al. A administração intracoronária de células mononucleares autólogas da medula óssea após indução de isquemia curta é segura e pode melhorar a hibernação e a isquemia em doentes com cardiomiopatia isquémica. Am Heart J. 2005; 150(5):986.

02. Singla DK, Hacker TA, Ma L, Douglas PS, Sullivan R, Lyons GE, et al. Transplantation of embryonic stem cells into the infarcted mouse heart: formation of multiple cell types. J Mol Cell Cardiol. 2005;40(1):195-200.

03. Pallini R, Vitiani LR, Bez A, Casalbore P, Facchiano F, Di Giorgi Gerevini V, et al. Transplante homólogo de células estaminais neurais para a medula espinal lesionada de ratinhos. Neurosurgery. 2005;57(5):1014-25; discussão 1014-25.

04. Vilas-Boas F, Feitosa GS, Soares MBP, Pinho-Filho JA, Mota A, Almeida AJG, et al. Transplante de celulas de medula ossea para o miocardio em paciente com insuficiencia cardıaca secundaria a doença de Chagas. Arq Bras Cardiol. 2004;82(2):181-7.

05. Balsam LB, Robbins RC. Haematopoietic stem cells and repair of the ischaemic heart. Clin Sci (Lond). 2005;109(6):483-92.

06. Van Laake LW, Van Hoof D, Mummery CL. Cardiomiócitos derivados de células estaminais. Ann Med. 2005;37(7):499-512.

07. Institutos Nacionais de Saúde (NIH). Departamento de Saúde e Serviços Humanos. Stem cells: Scientific Progress and Future Research Diretions. [texto na Internet]. [citado em 24 de maio de 2004]. Washington; 17 de junho de 2001. Disponível em: http://stemcells.nih.gov/info/scireport/2001report.htm

08. Donovan PJ, Gearhart J. The end of the beginning for pluripotent stem cells. Nature. 2001;414(6859):92-7.

09. Reubinoff BE, Pera MF, Fong CY, Trounson A, Bongso A. Linhas de células estaminais embrionárias de blastocistos humanos: diferenciação somática in vitro. Nat Biotechnol. 2000;18(4):399- 404. Erratum in: Nat Biotechnol 2000;18(5):559. Errata em: Nat Biotechnol 2000;18(5):559. Comentário em: Nat Biotechnol. 2000;18(4):381-2.

10. D'Costa S, Petitte JN. Characterization of stage-specific embryonic antigen-1 (SSEA- 1) expression during early development of the turkey embryo. Int J Dev Biol. 1999;43(4):349-56.

11. Pera MF, Reubinoff B, Trounson A. Human embryonic stem cells. J Cell Sci. 2000;113(Pt 1):5-10.

12. Morrison SJ, Uchida N, Weissman IL. The biology of hematopoietic stem cells. Annu Rev Cell Dev Biol. 1995;11:35-71.

13. Baum CM, Weissman IL, Tsukamoto AS, Buckle AM, Peault B. Isolamento de uma população candidata de células estaminais hematopoiéticas humanas. Proc Natl Acad Sci USA. 1992;89(7):2804-8.

14. Pountos I, Giannoudis PV. Biologia das células estaminais mesenquimais. Injury. 2005;36 Suppl 3:S8-S12.

15. Bertram H, Mayer H, Schliephake H. Effect of donor characteristics, technique of harvesting and in vitro processing on cultureuring of human marrow stroma cells for tissue engineered growth of bone. Clin Oral Implants Res. 2005t;

16(5):524-31. 16. Ahrens N, Torment A, Paul's M, Rooster man D, Salaam A, Kern V, et al. Mesenchymal stem cell content of human vertebral bone marrow. Transplantation. 2004;78(6):925-9.

17. Chou SH, Kao CL, Pang CH, Chen SJ, Tang YW, Ku HH, et al. Um novo modelo de diferenciação da retina in vitro através da co-cultura de células estaminais adultas da medula óssea humana com células do epitélio pigmentado da retina. Brioche Biophysics Res Common. 2005;326(3):578-85.

18. Kassel M, Roskilde L, Erikson EF. A 1,25-dihidroxivitamina D3 potencia a produção de colagénio tipo I estimulada por fluoreto em culturas de células semelhantes a osteoblastos do estroma da medula óssea humana. J Bone Miner Res. 1993;8(12):1453-8.

19. Johnstone B, Hering TM, Caplan AI, Goldberg VM, Yoo JU. Condrogénese in vitro de células progenitoras mesenquimais derivadas da medula óssea. Exp Cell Res. 1998;238(1):265-72.

20. Sampaolesi M, Biressi S, Tonlorenzi R, Innocenzi A, Draghici E, Cusella de Angelis MG, et al. Cell therapy of primary myopathies. Arch Ital Biol. 2005; 143(3-4):235-42.

21. Abedin M, Tintut Y, Demer LL. Mesenchymal stem cells and the artery wall. Circ Res. 2004;95(7):671-6.

22. Lee KD, Kuo TK, Whang-Peng J, Chung YF, Lin CT, Chou SH, Chen JR, Chen YP, Lee OK. In vitro hepatic differentiation of human mesenchymal stem cells. Hepatology. 2004;40(6):1275-84.

23. Justesen J, Stenderup K, Eriksen EF, Kassem M. Maintenance of osteoblastic and adipocytic differentiation potential with age and osteoporosis in human marrow stromal cell cultures. Calcif Tissue Int. 2002;71(1):36-44.

24. Jiang Y, Jahagirdar BN, Reinhardt RL, Schwartz RE, Keene CD, OrtizGonzalez XR, et al. Pluripotency of mesenchymal stem cells derived from adult marrow. Nature. 2002;418(6893):41-9.Comment in: Nature. 2002;418 (6893):1. Nature. 2002;418(6893):25-7.

25. Sanchez-Ramos J, Song S, Cardozo-Pelaez F, Hazzi C, Stedeford T, Willing A, et al. Adult bone marrow stromal cells differentiate into neural cells in vitro. Exp Neurol. 2000;164(2):247-56.

26. De Bari C, Dell'Accio F, Vandenabeele F, Vermeesch JR, Raymackers JM, Luyten FP. Skeletal muscle repair by adult human mesenchymal stem cells from synovial membrane J Cell Biol. 2003;160(6):909-18.

Comentário em: J Cell Biol. 2003;160(6):807-9.

27. Vaccarino FM, Ganat Y, Zhang Y, Zheng W. Stem cells in neurodevelopment and plasticity. Neuropsychopharmacology. 2001;25(6):805-15.

28. Young HE, Duplaa C, Katz R, Thompson T, Hawkins KC, Boev AN, et al. Adult-derived stem cells and their potential for use in tissue repair and molecular medicine. J Cell Mol Med. 2005;9(3):753-69.

29. Pittenger MF, Mackay AM, Beck SC, Jaiswal RK, Douglas R, Mosca JD, et al. Multilineage potential of adult human mesenchymal stem cells. Science. 1999;284(5411):143-7.

30. Lodie TA, Blickarz CE, Devarakonda TJ, He C, Dash AB, Clarke J, et al. Systematic analysis of reportedly distinct populations of multipotent bone marrow-derived stem cells reveals a lack of distinction. Tissue Eng. 2002; 8(5):739-51.

31. Javazon EH, Beggs KJ, Flake AW. Mesenchymal stem cells: paradoxes of passaging. Exp Hematol. 2004;32(5):414-25.

32. Haynesworth SE, Baber MA, Caplan AI. Os antigénios de superfície celular das células mesenquimais derivadas da medula óssea humana são detectados por anticorpos monoclonais. Bone. 1992;13(1):69- 80.

33. Haynes T, Del Rio-Tsonis K. Retina repair, stem cells and beyond. Curr Neurovasc Res. 2004;1(3):231-9.

34. Mitsuda S, Yoshii C, Ikegami Y, Araki M. Tissue interaction between the retinal pigment epithelium and the choroid triggers retinal regeneration of the newt Cynops pyrrhogaster. Dev Biol. 2005;280(1):122-32.

35. Spence JR, Madhavan M, Ewing JD, Jones DK, Lehman BM, Del RioTsonis K. A via hedgehog é um modulador da regeneração da retina. Development. 2004;131(18):4607-21.

36. Fischer, AJ. e Reh, TA. Identificação de uma zona marginal proliferativa de progenitores da retina em galinhas pós-natais. Dev Biol 2000;220(2):197-210.

37. Tsonis PA, Del Rio-Tsonis K. Lens and retina regeneration: transdifferentiation, stem cells and clinical applications. Exp Eye Res. 2004;78(2):161-72.

38. Mitashov VI. Mecanismos de regeneração da retina em urodelos. Int J Dev Biol 1996;40(4):833-44.

39. Tsonis PA. Regenerative biology: the emerging field of tissue repair and restoration. Differentiation. 2002;70(8):397-409.

40. Moshiri A, Close J, Reh TA. Retinal stem cells and regeneration (Células estaminais da retina e regeneração). Int J Dev Biol. 2004;48(8-9):1003-14.

41. Mayer EJ, Hughes EH, Carter DA, Dick AD. Nestin positive cells in adult human retina and in epiretinal membranes. Br J Ophthalmol. 2003;87(9): 1154-8.

42. Tropepe V, Coles BL, Chiasson BJ, Horsford DJ, Elia AJ, McInnes RR, et al. Retinal stem cells in the adult mammalian eye. Science. 2000;287(5460): 2032-6.

43. Kicic A, Shen WY, Wilson AS, Constable IJ, Robertson T, Rakoczy PE. Differentiation of marrow stromal cells into photoreceptors in the rat eye. J Neurosci. 2003;23(21):7742-9.

44. Haruta M, Kosaka M, Kanegae Y, Saito I, Inoue T, Kageyama R, et al. Induction of photoreceptor-specific phenotypes in adult mammalian iris tissue. Nat Neurosci. 2001;4(12):1163-4.

45. Zhao X, Das AV, Thoreson WB, James J, Wattnem TE, Rodriguez-Sierra J, et al. Adult corneal limbal epithelium: a model for studying neural potential of non-neural stem cells/progenitors. Dev Biol. 2002;250(2):317-31.

46. Arsenijevic Y, Taverney N, Kostic C, Tekaya M, Riva F, Zografos L, et al. Non-neural regions of the adult human eye: a potential source of neurons? Invest Ophthalmol Vis Sci. 2003;44(2):799-807.

47. Mezey E, Chandross KJ, Harta G, Maki RA, McKercher SR. Turning blood into brain: cells bearing neuronal antigens generated in vivo from bone marrow. Science. 2000;290(5497):1779-82. Comentado em: Science. 2000;290 (5497):1672-4.

48. Woodbury D, Schwarz EJ, Prockop DJ, Black IB. Adult rat and human bone marrow stromal cells differentiate into neurons. J Neurosci Res. 2000; 61(4):364-70.

49. Tomita M, Adachi Y, Yamada H, Takahashi K, Kiuchi K, Oyaizu H, et al. Bone marrow- derived stem cells can differentiate into retinal cells in injured rat retina. Stem Cells. 2002;20(4):279-83.

50. Klassen H, Sakaguchi DS, Young MJ. Stem cells and retinal repair (Células estaminais e reparação da retina). Prog Retin Eye Res. 2004;23(2):149-81.

51. Takahashi M, Palmer TD, Takahashi J, Gage FH. Widespread integration and survival of adult-derived neural progenitor cells in the developing optic retina. Mol Cell Neurosci. 1998;12(6):340-8.

52. Young MJ, Ray J, Whiteley SJ, Klassen H, Gage FH. Neuronal differentiation and morphological integration of hippocampal progenitor cells transplanted to the retina of immature and mature dystrophic rats. Mol Cell Neurosci. 2000;16(3):197-205.

53. Vaananen K. Mechanism of osteoclast mediated bone resorption-rationale for the design of new therapeutics. Adv Drug Deliv Rev. 2005;57(7):959-71

54. Chacko DM, Rogers JA, Turner JE, Ahmad I. Survival and differentiation of cultured retinal progenitors transplanted in the subretinal space of the rat. Biochem Biophys Res Commun. 2000;268(3):842-6.

55. Nishida A, Takahashi M, Tanihara H, Nakano I, Takahashi JB, Mizoguchi A, et al. Incorporação e diferenciação de células estaminais neurais derivadas do hipocampo transplantadas na retina de ratos adultos

lesionados. Invest Ophthalmol Vis Sci. 2000;41(13):4268-74.

56. Otani A, Dorrell MI, Kinder K, Moreno SK, Nusinowitz S, Banin E, et al. Rescue of retinal degeneration by intravitreally injected adult bone marrowderived lineage-negative hematopoietic stem cells. J Clin Invest. 2004; 114(6):765-74. Comentado em: J Clin Invest. 2004;114(6):755-7.

57. Kociok N. Pode a injeção de células estaminais derivadas da medula óssea do próprio paciente preservar a visão cónica na retinite pigmentosa e noutras doenças do olho? Graefes Arch Clin Exp Ophthalmol. 2005;243(3):187-8.

58. Streilein JW, Ma N, Wenkel H, Ng TF, Zamiri P. Immunobiology and privilege of neuronal retina and pigment epithelium transplants. Vision Res. 2002;42 (4):487-95.

59. Sheedlo HJ, Gaur V, Li LX, Seaton AD, Turner JE. Transplantation to the diseased and damaged retina. Trends Neurosci. 1991;14(8):347-50.

60. Jiang LQ, Jorquera M, Streilein JW. Subretinal space and vitreous cavity as immunologically privileged sites for retinal allografts. Invest Ophthalmol Vis Sci. 1993;34(12):3347-54.

61. Williamson TH, O'Donnell A. Intravitreal triamcinolone acetonide for cystoid macular edema in nonischemic central retinal vein oclusion. Am J Ophthalmol. 2005;139(5):860-6.

62. Olsen TW, Aaberg SY, Geroski DH, Edelhauser HF. Human sclera: thickness and surface area. Am J Ophthalmol 1998; 125:237-241.

63. Ambati J, Canakis CS, Miller JW, Gragoudas ES, Edwards A, Weissgold DJ, Kim I, Delori FC, Adamis AP. Diffusion of high molecular weight compounds through sclera. Invest Ophthalmol Vis Sci 2000; 41:1181-1185.

64. Ambati J, Gragoudas ES, Miller JW, You TT, Miyamoto K, Delori FC, Adamis AP. Transscleral drug delivery of bioactive protein to the choroid and retina. Invest Ophthalmol Vis Sci 2000; 41:1186-1191.

65. Gordon DM, McLean JM. Effects of pituitary adrenocorticotropic hormone (ACTH) therapy in ophthalmologic conditions. JAMA 1950;142:1271-1276.

66. Frangie JP, Leibowitz HM. Steroids. Int Ophthalmol Clin 1993;33:9-29.

67. Martindale. The extra pharmacopoeia. 32 ed. Londres: The pharmaceutical press,1999, p.1037.

68. Hatakeyama T, Quinn FX. Aplicações da análise térmica. In: Hakateyama T, Quinn FX. Thermal analysis - applications to polymer science (Análise térmica - aplicações à ciência dos polímeros). Londres: John Wiley & Sons Ltd., 1994; cap.5:65-105.

69. Farmacopeia dos Estados Unidos 24 ed. NF 19. (USP 24) - Rockville: United States Pharmacopeial Convention Inc., 2000.

70. Lagasse E, Connors H, Al-Dhalimy M. Purified hematopoietic stem cells can differentiate into hepatocytes in vivo. Nat Med 2000;6:1229-1234.

71. Ashton BA, Allen TD, Howlett CR. Distribution of fibroblastic colony-forming cells in rabbit bone marrow and assay of their osteogenic potential by *in vivo* diffusion chamber method. Calcif Tissue Int. v. 36, p. 83-86, 1984.

72. Sugiura K, Hisha H, Ishikawa J. Restrição do complexo de incompatibilidade principal entre células estaminais hematopoiéticas e células estromais in vivo. STEM CELLS 2001;19:46-58.

73. Burwell RG. Estudos sobre o transplante de osso. J Bone Joint Surg. v. 48 B, p. 532566, 1966.

74. Burwell RG. A função da medula óssea na incorporação de um enxerto ósseo. Clin Orthop, n. 200, p. 125-141, 1985.

75. Connolly JF, Guse R, Lippiello L. Development of an osteogenic bone-marrow preparation (Desenvolvimento de uma preparação osteogénica de medula óssea). J Bone Joint Surg, v. 71 A, n. 5, p. 684-691, 1989.

76. Connolly JF, Guse R, Tiedeman J. Autologous marrow injection as a substitute for operative grafting of tibial nonunions. Clin Orthop, n. 266, p. 259-270, 1991.

77. Garg NK, Gaur S, Sharma S. Percutaneous autogenous bone marrow grafting in 20 cases of ununited fracture. Ata Orthop Scand, v. 64, n. 6, p. 671-672, 1993.

78. Healey JH, Zimmerman PA, McDonnell JM. Percutaneous bone marrow grafting of delayed union and nonunion in cancer patients. Clin Orthop, n. 256, p. 280-285, 1990.

79. Heiple KG. A comparative study of the healing process following different types of bone transplantation. J Bone Joint Surg, v. 45 A, p. 1593-1616, 1963.

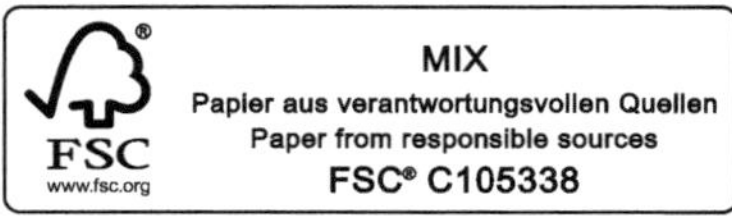

Printed by Books on Demand GmbH, Norderstedt / Germany